ナラティブ・ホスピタルへの手紙

はじめに

筆者である私自身が、ある日突然、90歳を超えて自立が難しくなった祖母と認知症の症状が出始めた叔母の介護問題を抱えることになった経験があります。その当時はどこに相談して良いのか分からず、どういう公的支援やサービスがあるのかも知らず、日本の医療・福祉の制度がどうなっているのかも知りませんでした。役所や祖母たちのかかりつけの病院などを駆け回り、介護経験のある知り合いに話を聞いたりして、なんとか公的介護に繋がったときには、ホッと肩の荷が下りた気がしたのを思い出します。そのとき、医療や介護の仕組みやサービスについて知っておくことの重要性を痛感しました。

そしてまた私自身、結婚はしていますが子どもはいません。夫婦二人暮らしで将来どちらか一方が急病をし、寝たきりになったら……とも考えます。

家族が病気で長期療養や介護が必要になったら、どうすればよいか。どこに・誰に相談すればよいか。どんな病院や施設を選ぶべきか。そういったことを知りたいと思っていたとき、偶然にも長期療養型病院である富家病院（埼玉県ふじみの市）を取材する機会に恵まれました。

　富家病院では、ナラティブという取り組みをしています。患者さんにとっての〝我が家〟になるべく、病院全体でさまざまな取り組みを行っているのです。今回、富家病院およびグループ施設の特別養護老人ホーム大井苑、サービス付高齢者向け住宅メディカルホームふじみ野に入居する13名の患者さんやそのご家族をご紹介いただき、富家病院での暮らしや医療の現実についてインタビューをすることができました。そこから見えてきたのは、「あるべき医療や看護、介護の姿」でした。

　取材に答えてくださった患者さんやご家族の口からは、「この病院にお世話になれてよかった」という言葉が度々聞かれました。具体的に何がどう素晴らしいのか、他の病院と何が違うのかを聞き取っていった結果、筆者自身も「自分が病気で寝たきりになったら、こういう病院にお世話になりたい」と思うようになりました。

　日本にはたくさん病院や施設があって、困ったら受け入れてくれるところはいっぱいあると思うかもしれません。しかし、実はそうでもないのです。病院や施設にはそれぞれ役割があって、すべての患者を受け入れられるわけではないからです。

　たとえば、救急病院では、ある程度症状が固定してしまった慢性期の患者は受入れることができません。慢性期の病院を探すことになります。しかし、それもどこにでもあるわけではなく、仮に自宅に近い場所にあったとしてもベッドが空いているとは限りません。あるいは、意識が戻らず寝たきりの状態でも、病院でやるべき治療が済んだ場合には、すみやかに退院を促されます。そんなふうに日本の医療にはルールがあります。それを知らないと、いざ深刻な病気になったとき、戸惑うことになってしまうことも今回知りました。

特に、長い療養やリハビリが必要な病気になってしまったときには、長期間を病院で過ごすことになります。居心地のよい病院、前向きな気持ちで治療に向かえる病院、家族が安心して患者を預けられる病院を知っておくことが大事です。

今回の取材で私が得た学びや気づきを、多くの人に知ってもらえたらよいのではないかと思い、本書を書きました。自分の人生を考えるきっかけにしてもらえれば幸いです。

目次

おわりに

ナラティブ・ホスピタルで過ごす患者と家族からの手紙

富家病院で紡がれる13の家族の物語

まず初めに、富家病院に入院している患者さんとそのご家族が語ってくださった内容を紹介します。日本の医療福祉の制度や仕組みについて説明するより、リアルな体験談を読んでいただいたほうが「日本の医療福祉の現状」や「患者や家族の現実」が分かってもらいやすいと思うからです。

お読みいただくと分かりますが、どのお話もメッセージ性に富み、またドラマに溢れています。それで手紙形式にして編集することにしました。本書のタイトルを『ナラティブ・ホスピタルへの手紙』としたのには、そういう経緯があります。

富家病院では、重症度・要介護度の高い患者を積極的に受け入れています。これからの高齢化社会で慢性期医療の重要度はますます大きくなっていきます。そんな中で、重度慢性期医療を必要とする患者さんや要介護度の高い患者さんとその家族に、安心で安全な毎日を過ごしてほしいとの思いから、富家病院では人工呼吸器、気管切開にも対応した療養病院として歩みを進めてきました。人工透析、リハビリテーション、訪問リハビリ、デイケアにも対応しています。

2018年7月現在で、病床数は本館・新館あわせて202床あります。その内訳は、医療療養病棟が89床、回復期リハビリが28床、特殊疾患病棟が29床、障害者病棟が56床です。(2018年4月には地域包括ケア病棟、回復期病棟が増床します)

医療療養病棟というのは、急性期医療の治療は終了したものの、まだ継続的な医療提供の必要度が高く、自宅での療養には不安が残る患者が療養するための病棟です。回復期リハビリは、急性期医療の治療が終了した後、リハビリを行い、回復を目指す患者のための病棟です。特殊疾患病棟および障害者病棟は、神経難病の患者や重症の脊髄損傷の患者を受け入れる病棟です。

新館の1階には人工透析室があります。新館の隣にはサービス付高齢者向け住宅の「メディカルホームふじみ野」があります。また、少し離れた場所に、「特別養護老人ホーム大井苑」もあります。

今回登場してくださったのは、富家病院に入院されている10名(主に医療療養病棟と回復期リハビリ病棟)と、大井苑におられる(おられた)2名、メディカルホームふじみ野に入院されている1名です。

　富家病院に入院することになった経緯や、病棟での過ごし方、リハビリテーションのようす、病院スタッフとのコミュニケーションなど率直にうかがいました。

　リアルな現状や率直な心の内を語っていただいたことで、私自身、家族が病に倒れたときの戸惑いや不安、病気との向き合い方、慢性期病棟や介護施設での暮らしがどういうものかが想像でき、参考になることが多くありました。それとともに、自分や家族の今後について深く考えさせられました。きっと読者の皆様にも参考にしていただけると思います。

　なお、お手紙を掲載するにあたって、各人のお名前はすべて仮名にしてあります。病気の詳細や経歴、家族構成等もそれぞれの事情に応じて適宜変更してありますので、ご了承ください。

妻の突然の発症でパニックに……。家族で助け合って日常を取り戻した横山郁夫さん

富家病院にお世話になって、早くも7年が経ちますね。

妻の恵子が倒れたのは、今から5年前の冬のことでした。突然の脳梗塞で救急病院に運ばれました。幸い一命を取り留めましたが、現在も意識はなく、寝たきりです。自発呼吸はあり、時々目を開いたり、体を動かしたりしますが、こちらの呼びかけには答えることができません。食事は胃ろうで摂っています。

こちらの病院にお世話になることになった経緯を思い出します。最初に運び込まれた病院で2ケ月ほど過ごしたとき、病院側から「3ケ月経ったら、どこかに転院しなくてはいけない」と言われました。妻は意識も戻っていませんし、とても家に連れて帰れる状態ではないのに、まさか出されるとは思っていなくてショックでした。

その病院にはソーシャルワーカーの方がいたのですが、大きい病院だったこともあり、患者数も多いからか、いつも忙しそうにされていて、それを見ていると、何度も何度も相談するのが気が引けてしまいました。結局、あまり具体的な悩みなどは相談できませんでした。

仕方がないので、自分でインターネットを検索したり、知り合いに聞いたりして、療養型の病院をリストアップしました。自宅のある埼玉と私の職場のある東京で調べると、10件ほど見つかったのですが、私が通ってあげられる距離と入院のコストを考えると、現実的には3件に絞り込まれました。

第一候補の病院に電話で問い合わせると、ベッドがいっぱいで、しばらく空かないとのことでした。第二候補だったのが、こちらの病院です。第一候補の病院より距離的には遠く、車で1時間ほどかかるのですが、最初に病院のホームページを見たときから、「良さそうな病院だな」と思っていました。ホームページには身体拘束ゼロを実践していることや、リハビリテーションに力を入れていることなどが書かれてあって、「ここなら妻も喜ぶのでは」と思いました。

それで電話したところ、応対に出てくれた男性がとても親身になって話を聞いてくれたことがとても印象に残っています。あいにく富家病院も満床で、すぐには入れないようだったのですが、その男性は「大変ですね」「ご家族は心配ですね」と、こちらに寄り添う言葉をたくさんかけてくれました。こちらは精神的にも肉体的にもボロボロで、これからどうなってしまうのだろうと不安しかありませんでした。そんな状態のときに温かい言葉をかけてもらって、本当に救われる気がしました。あのときは、本当にありがとうございました。他の病院では「他をあたってください」と事務的に処理される感じだったので、全然印象が違っていました。

ベッドに空きがないことは承知で、一度病院を見学に行きたいとお願いしたら、「どうぞどうぞ」という感じで迎えてくださいました。実際に病院に来て驚いたのは、出会う人出会う人がみんな「こんにちは」「何かお手伝いしましょうか」などと声をかけてくれることです。機械的に挨拶している感じではなく、ちゃんと私を見て、笑顔で挨拶してくれるのでビックリしました。

ホームページで読んだことが、単なる理念ではなく、スタッフ全員に浸透して実践されているのだと感じました。

こちらの病院を選んだ決め手は、アットホームさです。当時、妻がどれだけの期間、入院することになるのかも分からない状態でした。奇跡的に良くなって自宅に戻れたら最高ですが、そうはならないかもしれないと考えたとき、病院こそが新しい住まいになるのだと思いました。すると、病院のスタッフとは毎日、家族以上に長い時間を過ごすことになります。それならば、アットホームであることが一番大事だと思ったのです。

病院の玄関に「されたい医療、されたい看護、されたい介護」という理念が掲げられていますが、妻に受けさせたい医療・看護・介護がここにはあると確信しました。

ベッドが空いたら連絡をもらうということでお願いしておいたところ、運よく数週間で空きが出て、転院することができました。

※病院玄関にある「されたい医療、されたい看護、されたい介護」の写真を入れます。

こちらに転院してきて最初に、院長先生から「ずっと居ていいからね」と言っていただいたときは、涙が出ました。他の病院では3年で出なくてはいけないなどと聞いており、ここに置いてもらったとしても、いずれは別の病院に行くことになるのだろうなと覚悟していたので、その言葉を聞いて心底ホッとしました。

実際にここで過ごしてみて、リハビリテーションを積極的にしてもらえることが嬉しいです。知人などに聞くと、寝たきりの場合はベッドに横たわっているだけで、リハビリらしいことはほとんどしてもらえないのが普通のようです。それに比べて、この病院ではたくさんリハビリスタッフがいて、毎日何かしらリハビリをしてくれます。床ずれなどならないように、度々姿勢を変えてくれたりもします。

妻が倒れたのは50代前半で、家族としてはリハビリをすれば回復してくれるのではないかという希望を捨てることができません。その思いを理解して、こちらがお願いしなくても当たり前のようにやってくれることに感動しています。

今はベッド上でマッサージをして筋肉をほぐしたり、痰を出して呼吸がスムーズにできるようにしたりなどのリハビリが中心ですが、機械的や流れ作業的にリハビリをするのではなく、心を込めてやっていただけることに感謝しています。手に布巾を握らせて、テーブルを拭く練習のとき、妻は意識がないのに「恵子さん、テーブル拭きましょうね」と声をかけ、自分の手を重ねて拭く動作をしてくださっていました。それで拭き終わると「恵子さん、じょうずですよ。テーブルがきれいになりましたね」と誉めてくれます。みなさんに大切にされていることを、きっと妻も喜んでいると思います。

時々、リハビリ室に行って、リハビリをしてもらうこともありますね。ベッドに寝かせた状態から、ベッドごと起立させるリハビリ（ヘッドアップティルト）を先日もやってもらいました。下半身に負荷をかけることで、筋肉の衰えが予防できたり、血流が良くなったりするとのことでした。

病室には頻繁にスタッフが出入りして、常に見守りをしてくれているので、安心して妻を預けることができます。

この病院がナラティブに重きを置いていることは、入院してから知りました。病室に行くとベッド横の床頭台に小さなノートが置いてあり、表紙に妻の名前が書かれていました。何だろうと思って開いてみると、看護師さんや事務員さんから、妻へのメッセージが書かれていました。「これからよろしく」とか「頑張りましょうね」といった短い言葉ですが、歓迎されている気がして心が温まりました。後になって、それがナラティブノートだと知ったのです。

「うちの病院はこういう取り組みをしています」などというアピールは一切なく、「このノートは何ですか？」と質問して初めて、「実は患者さんを知るために、こういうノートを作っています。ご主人も良かったら書き込んでみてくださいね」という説明を受けました。

忙しい仕事の中で、わざわざ時間を割いてメッセージを書いたり、写真を貼ったり、イラストを描いたりするのは大変なはずなのに、みんな楽しそうに書いてくれるのが最初は不思議でなりませんでした。でも、ここはそういう病院なのですね。

私が知らない間にお花見に連れて行ってもらっていたり、運動会に参加させてもらっていたりなど、家族以上のことをしていただいています。

そんなみなさんの気持ちに応えたくて、私や息子たちも病院に来たときは、できるだけノートにメッセージを残すようにしています。少しでもみなさんに感謝を伝えたいというのと、返事を読むことでお仕事のモチベーションに繋がればという思いがあります。

ナラティブの階段も好きです。私はここに来るときはエレベーターを使わないで、階段を通って来ます。みなさんの写真を見るためです。「この前と違う写真があるな」とか、「あ、ここに妻が写っていた」とか発見するのが楽しいです。

ナラティブの階段以外にも、病棟にはあちこちに写真や絵や、患者が作った工作などが飾られています。きっとスタッフのみなさんは自宅に家族の思い出の写真を飾るみたいな感覚で、患者の写真や絵を飾ってくれているのでしょう。

実は、妻が倒れたのは長男が大学のセンター試験を受ける前日でした。それまで病気らしい病気をしたこともなかったのに、まったく突然の発症でした。長男は何とか受験はしたものの、とうてい平常心では解答できず、その年は浪人しました。二男は中学生でした。息子らは、頭では状況が一変してしまったことを理解しているのですが、うまく状況に対応できずに混乱していました。

誰よりも混乱していたのは、私だったと思います。会社は妻が経理を担当していて、お金のやりくりなども全部任せていました。私は通帳や判子のありかも、暗証番号も知りませんでした。各所への支払いが引き落としになっているのか、振り込みなのかも当然知らず、何枚も請求書や振込用紙、督促状などが届いて、その対応だけでもパニックでした。

そのうえに通常の仕事があり、家事もやらなくてはなりません。何より、妻が生きるか死ぬかの状態で眠れない日が続き、心身ともに一杯いっぱいでした。見かねた母が実家から駆け付けてくれて、食事作りや子どもたちの世話をしてくれたのが助かりました。子どもたちは自分たちも自立しなくてはと思ったのでしょう、互いに相談してご飯を作ったり、洗濯や掃除を分担してするようになっていきました。

私自身は、妻の闘病ブログに綴ることで、なんとか落ち着きを取り戻すことができました。書き始めたのは、息子の言葉がきっかけです。「お父さん、何か書けば気持ちが落ち着くよ」と言ってくれたのです。情報や気持ちを整理できたおかげで、うつ病などにならずに済んだと思います。

初めは日記や覚書のつもりで、自分自身のために書いていたのですが、ブログを読んだ方々から1日1000件ほどもアクセスをいただくようになり、その方たちとの交流が増えていきました。家族が倒れて私と同じような立場になった人が、情報を求めてネット上をさまよい、私のブログを見つけてくれるケースも多いです。

そういう方たちから「これからどうしていけば良いか」との相談を受けることもあります。同じような立場で困っている人がたくさんいるのです。ですから、私が知る範囲ではありますが、できるだけ有益な情報も載せるようになりました。「富家病院に入りたい。紹介してほしい」という声もよく聞きます。

大学の教材として使いたいという依頼も来ます。家族が急に病気になったときの心情や、どういうことで困るかなどを知る手がかりにしているようです。

とはいえ、最近は私も落ち着いてきて、家族も日常を取り戻したこともあり、ブログには飼っている犬のことや仕事のことなど、闘病以外のことを書くことが増えています。

そうしたら先日、妻のベッドの壁に犬の写真が貼ってあったのです。どこかで見た犬だと思ったら、うちのペットでした。スタッフの方が「ブログでワンちゃんが可愛かったから、つい飾りたくなりました。写真を断りなく使ってしまってごめんなさいね」と言うので、こちらが返って申し訳ない気持ちになったくらいです。ブログを読んでくれていることも、そのとき初めて知りました。

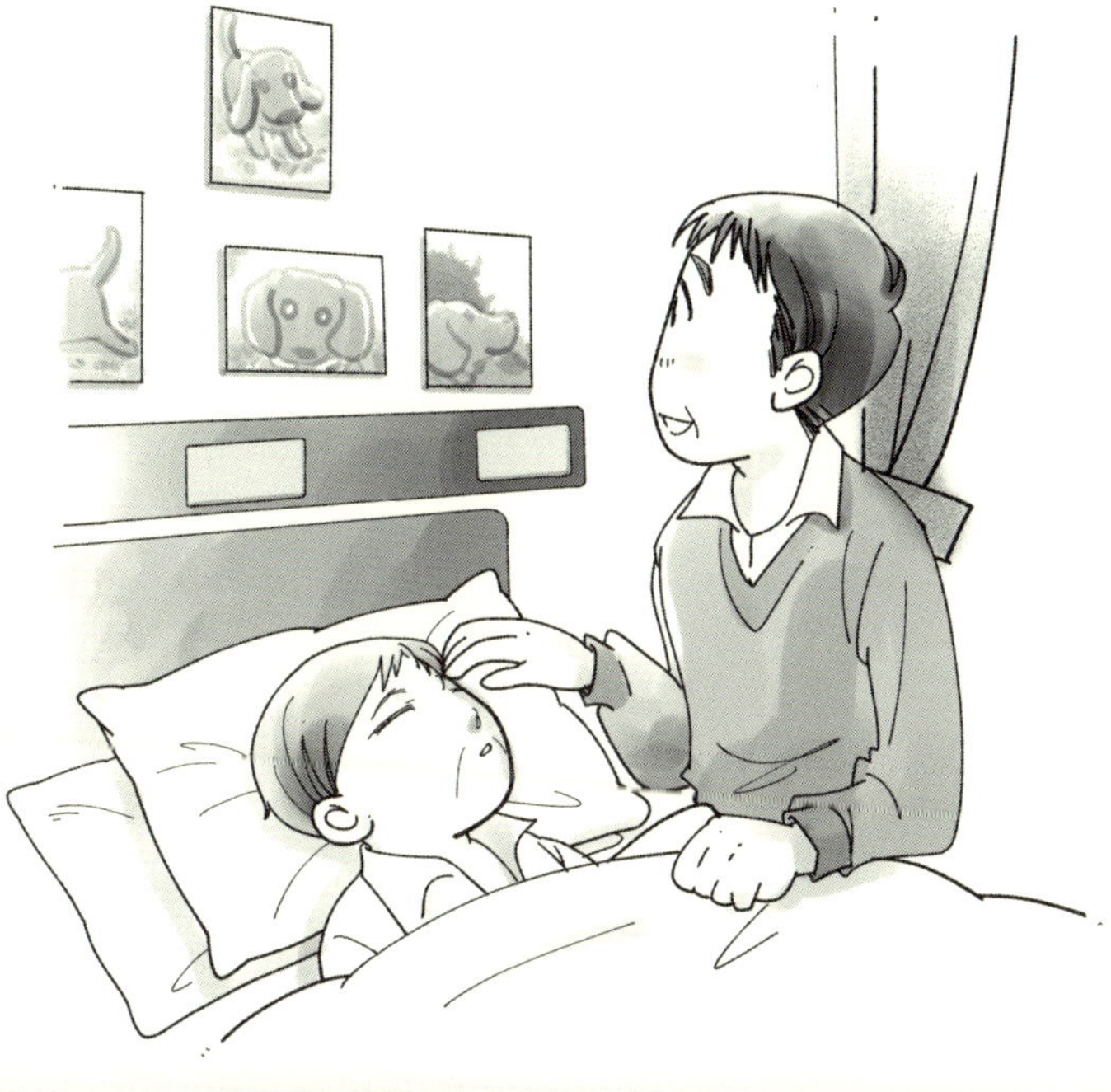

日常を取り戻せた今、息子たちも平穏に過ごしています。長男は結婚して、もうすぐ子どもができます。二男は今年、成人しました。私も前の病院では毎日ほど病院に通っていましたが、今は2週間に一度くらいのペースです。いつ来ても妻が安らかな顔をしているので、安心して仕事に行くことができます。家事もじょうずになりました。

妻には「なかなか来れなくてごめん」という気持ちがありますが、私も仕事をして生きていかなくてはなりません。これからまだまだ人生は長いですから。もしかしたら妻は、「あなたが来るより、イケメンのスタッフに囲まれているほうが楽しいわ」と思っているかもしれません（笑）。そんな冗談が言えるくらい、私も元気になりました。

この病院に出会えなかったら、今頃どうなっていたかと思うと、本当に自分たちはラッキーだったと感謝を覚えます。

母親が自宅に戻れる日を信じて、自ら介護を教わる娘の新井みささん

母の好きな月に今宵も癒やされながら母を想う日々を過ごしております。

地元だからこそ知り得る高台から母と観る花火がとても好きです。「この先、幾度一緒に観る事が出来るのかな」と脳裏をよぎりました。結局、叶う事の無かったこの年、2015年夏の事、母・由里子は倒れました。

電話越しに響く「延命処置」という言葉の意味も理解出来ぬまま、辛じて手術を経て命は助けて頂きましたが、意識は戻っておりません。

1ケ月程経過し、転院先を探すように促されました。紹介して頂いた病院も含めて幾つか見学に行きましたが、積極的な治療はしない方針でした。「嘘でしょ」これだけはどうしても譲れぬ事。真昼の空に浮かぶ月だけが唯一の希望に思えました。

厳しい現実に気落ちし、「受け入れてくれる病院は無いに等しい」と言われた事を思い出すのです。幼子の様に母を呼び求め、泣き続けました。絶対に諦めないという気持ちは益々強まり、自宅から少々遠くとも、リハビリ重視の病院を探し求めたのです。夜な夜なインターネットの情報等を介し、富家病院さんに辿り着いたのは、澄み渡る綺麗な空の、同年秋の事でした。

幸い、最初の病院ではICUにいた時から毎日の様に介入して下さり、早々の端座位に不安さえも覚えましたが、リハビリの大切さを痛感する事となります。「是非、今後にも繋げて欲しい」と基本的な手法も教えて下さり、富家病院さんの事もご存じで、背中を押して下さいました。「急変時の対応も含め、リハビリもきちんとさせて頂きます」と快く受け入れて下さった富家病院さんへの期待は、積のる不安と共に大きく膨らんだのです。

現在、多勢のリハビリスタッフさんにより、様々な手を尽くして頂いております。

車椅子からお姫様抱っこの様に抱え、リハビリ室のベッドに上手に座らせて下さる端座位は母と私のお気に入りです。全身を使ってむせる母でも姿勢を保持出来る為、緊張が和らぎ、首もしっかりしてきた様に思えます。誤嚥を繰り返し、低下しているであろう肺の働きも良くなる様です。「頑張るよ、耐えるよ」と眼を開ける姿を見ておりますと温かい気持ちになり、秘かに感極まる時もある程です、。又、足首の可動域が保持出来る起立台は発熱しにくくなり、お腹の調子も良好になる様です。何れ、起立台を使用せずに立つ練習が出来ればと、秘かに願う毎日です。

更には離床前、かかと等の赤みの有無や、脚全体の可動域の確認をして下さる時が有り、敢えて靴下を履かせずに待つ事が有ります。その際、足の指や爪の形まで記憶して下さっていたりするのです。そこにはとても優しい時間が流れており、少しでも長く離床したいという気持ちより、この時間が勝ったりするのです。その眼差しや触れる手の優しさを母も確実に記憶し、安心して委ねるのです。又、むせた際に支えて下さるその腕さえも、私の腕より遥かに心地良いと訴えるのです。

他にも、歌や音楽で覚醒を促して下さり、音楽の好きな母を想い、とても心地良い時間を作って下さいます。勿論、母は夢心地ですが。

そんな母に私が出来る事は本当に限られてしまうのです。下手に動かすと余計に緊張を促してしまいます。本やインターネットで調べてはみるものの、なかなか母に合う手法は見つからず、スタッフさんからの指導が何よりも頼りです。単位数の減少した今、尚更なのです。「リハビリを続けたい、私に負担をかけたくない」という母の想いの表れの様に、決まって期限の前後に具合が悪くなる母への代償は余りにも大きく、決して嬉しい限りでは有りません。選定療養でお願い出来れば良いのですが、現状を考えますと一筋縄では行きそうも有りません。

「頑張れ、頑張ろうね」頻繁に投げかける私に、「頑張るよ」と深い瞬きで答えてくれる母は昔から何事にも一生懸命な人です。それは今も同じ事、毎日とても頑張ってくれています。それでも私は投げかけるのです。「大丈夫、出来るよ、元気になるよ」と願いを込めて。一方で私は直ぐに怠けてしまうので、私の方が頑張らねばと常に想うのです。それでも現実逃避したくなる時が有り、病院に行く事が怖くなるのです。そんな日は、頑張っている母を想うのです。自然と足が向き、顔を見た瞬間に全ては吹き飛びます。上目遣いならぬ下目遣いで私を探し、「遅いよ、待っていたよ」と伝えてくれる母はとても愛おしく、自分の弱さを恥じるのです。

母との会話は主に瞬きですが、様々な表情を少しの動きで伝えてくれます。眼で訴える事も多く、痛みや刺激に敏感に反応して眼を開けるのです。点滴を繰り返していた頃の眼はとても切なく、「閉じて」と思ってしまう程でした。私が来ない方が元気になるのではと真剣に悩み、「待っていない、居なくていい」と幾度も伝えてくる母に申し訳無く、「私のせいだ、私が代わる」と幾度も嘆き、その度に他の御家族さんに恐られるのです。近頃は下目遣いで伝えてくれる事が多く、その眼に弱い私は、愛おしくてたまらなくなるのです。

又、絶妙なタイミングでくしゃみや溜息をし、なかなか戻す事の出来ない表情で笑いを誘います。常に周囲を明るくする、母らしさが垣間見える瞬間です。

更に入院当初は、程良い距離からのはっきりした低めの声に対し、特に左側からの反応が良い様に感じましたが、近頃は高めの、近距離からの小さい声にも反応する様です。又、右側からの音にも反応する様になりました。以前、言語聴覚士さんが「ヘルツ」で指摘して下さり、今後も音への反応に注目していきたいと思います。

「されたい医療、されたい看護、されたい介護」転院先を探していた頃、目に留まりました。よくある綺麗事とは思えませんでした。

「偉いね、親孝行ね、お母さん幸せね」頻繁に言われる言葉です。確かに今までは私も同様の感情を抱き、母と話す事も有りました。ただ、「偉いね」では無く、「凄いね、なかなか出来る事では無いよね」でしたが。しかし当事者となりますと、「当然の事」でした。偉いのは頑張っている母の方です。時には患者さんから言って頂く事も有りますが、「偉いのは頑張っておられる患者さん方です」と伝えます。

正直、現状況で「母は幸せ」と思えるはずも無く、親孝行も元気になって、せめて意識が戻ってからだと思っているのです。私らしさも無いですし、心から笑える事も無いに等しいのです。それでも心和み、笑みがこぼれる時が有ります。1つは母の笑顔を見た時で、もう1つが愛しい母に心をもって接して下さるスタッフの皆さんを感じた時なのです。

ナラティブ・ホスピタルである事も何となく知ってはいたものの、階段を見て驚きました。患者さんの写真を飾る事に疑問すら感じ、「命の階段」という気がしたのです。正直、「母は直ぐに元気になるし、違う」とも思いました。ただ切なく、涙溢れ、階段を避けておりましたが、ようやく正視出来るまでになりました。「病床での姿を撮って頂く事を喜ぶはずも無い」という想いも和らぎ、アルバムに増えていく写真の数々が、いつしかとても大切に想える様になりました。

中でも誕生日に撮って頂く写真は格別です。当初は「大切な誕生日を病院で」という現実に複雑な想いしか有りませんでした。それでも、「ハッピーバースデー」と母の心に届けて下さる温かな気持ちが何よりも嬉しく、様々な想いを抱きつつも、母と過ごせるこの日に感謝し、涙溢れるのです。母が居てくれる事の幸せを感じながら。

入院当初は周囲の言葉や母の状態に一喜一憂し、全く余裕も無く、この様な世界が有る事も、この状態が長く続くとも思ってはおりませんでした。「クレームでも何でも遠慮しないで言って」「絶対に諦めるな、聞きたい事が有ればいつでもおいで」「迷惑だとか思わないで、もっと頼って」「もし、言いたい事が言えていないとすれば、こちらの責任だ、申し訳無い」普通なら余り口にしないのではと思う様な言葉さえも幾つも下さるスタッフの皆さんと、時には厳しく接して下さる御家族の皆さんに甘えるだけ甘えさせて頂きつつ成長し、全力で守って行きたいと想います。「甘えさせて」と言いつつも、日々反省をしている私ですが。

母は世界で一番大好きで大切な人です。「母」という文字を見ますと、たまらなくなります。「病院の成り立ち」を読む度、涙溢れてしまうのです。

母はとても純粋で、誰にでも無償の愛を注ぐ人です。悲しい出来事が続き、心身共に弱くなっていた母を守る事が出来なかった私は、後悔の念に駆られ続けています。母の華奢な背中に「やはり母の事は私が守らないと」と強く想ったのに、それ

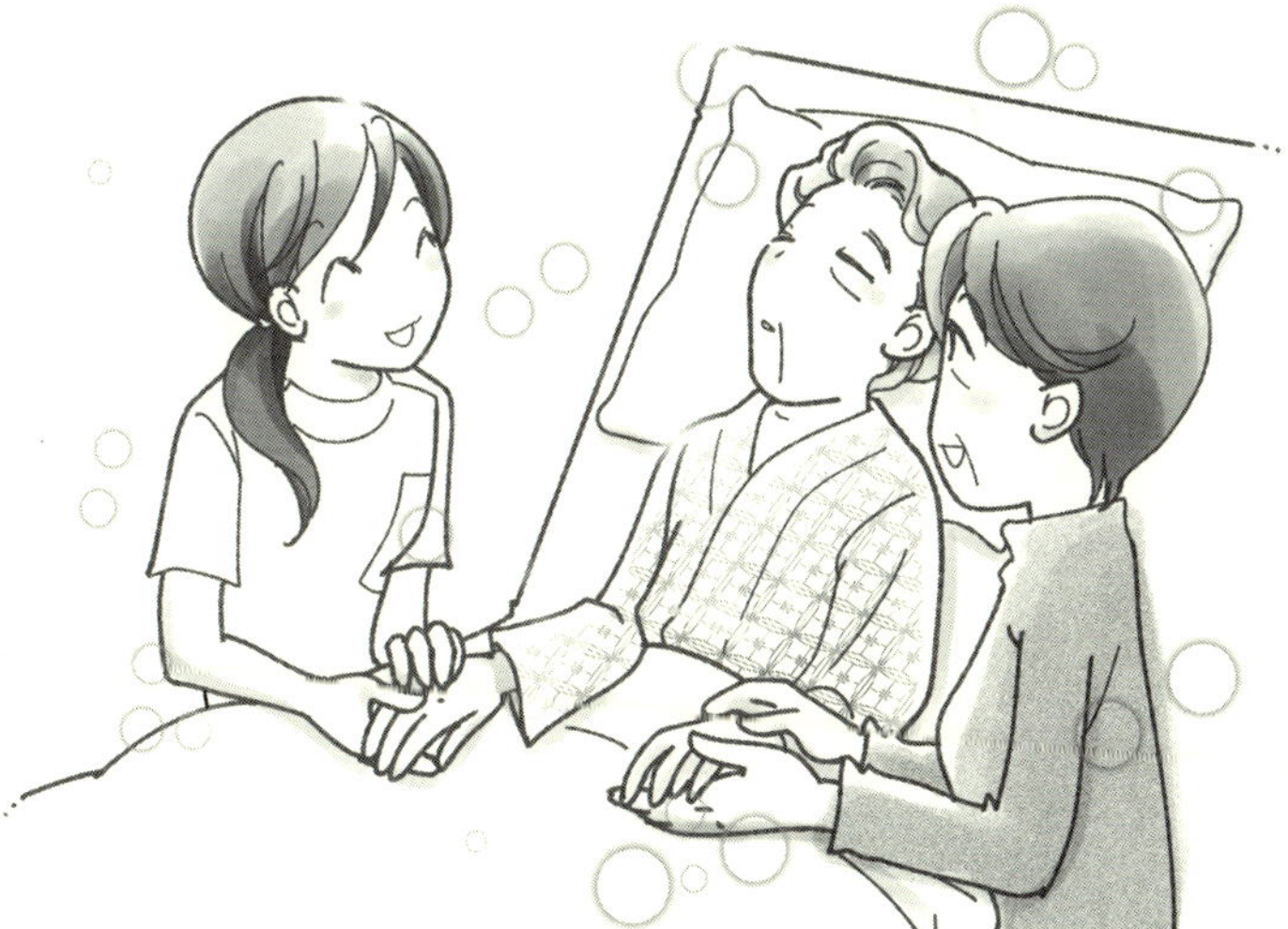

なのにです。「私の責任」という想いは決して消える事無く、それでもスタッフの皆さんや、他の御家族さんが常に寄り添い、助けて下さるからこそ前を向き、立っていられるのです。そして、皆さんの笑顔に元気を頂くのです。

この先、どんなに小さな変化も見逃さぬ様、母の心の声と身体の声をしっかりと聞ける様になりたいと思います。「そんなに見つめていたらお母さん溶けるよ」と言われるのですが、溶けるなら溶けて欲しいお腹の脂肪達。最近の悩みです。

今後ですが、奇跡を起こし、元気な笑顔で一緒に帰りたい。リハビリを続けさせて頂きながら母の頑張りが報われる様、私の方が頑張らねば、と想うのです。意識を失ってでも階段の手摺を離さなかった母の手を、今度は絶対に離さぬ様にしっかりと握り、繋ぎ留めたい。母が何よりも欲しいと言う元気を取り戻す為にも。毎年自宅の庭に来るカマキリの親子。母に会いに窓辺に来ていて嬉しくなりました。

この先もずっと、母の事を愛して頂けたら幸いです。日頃の感謝を込めまして。

30代で脳卒中を発症も懸命なリハビリで自宅へ帰っていく杉田政人さんと母の翠さん

政人の母の翠です。この度は退院の目途が立ち、親子共々喜んでおります。

息子の政人が脳出血（被殻出血）を発症してから、もうすぐ1年になります。最初に倒れて運ばれた病院では、「命が助かっても後遺症が残り、長い闘病生活になるだろう」と言われました。私が看護師をしていたものですから、病状の深刻さは分かっていました。「まだ30代なのに、親を置いて逝くなんてあり得ない」と思いました。それと同時に、命が助かっても長い闘病になることを覚悟しました。

最初の病院には長くは居られませんでしたので、医療相談員の方にアドバイスをいただいて、あちこちの病院に問い合わせたり、見学に行ったりして、転院先の病院を探しました。

自宅に近い病院にも行って話を聞いたのですが、政人が太って体格が良かったために、「リハビリは期待しないでください」と言われてしまいました。普通の体格の人より看護やリハビリに多く人手がかかるので、お風呂にも入れられないし、ほとんど寝かせたままになるとのことでした。

この若さで寝たきりは困ります。それで他の病院をあたったところ、リハビリもできる病院を見つけました。ところが、転院する前日になって、「体に管がいっぱい付いている状態では、リハビリは危険なのでできない」との連絡が入り、入院を断られてしまいました。行き場を失って、真っ青になりました。

もう一つ候補があったのですが、院長に会ってみたら高圧的な感じで、「若いから、どこの病院も受け入れたがらないでしょう。うちが引き受けてあげるから」と上から目線で言われました。私も気の弱い方ではないのでカチンと来ましたが、ここで断ってしまったら路頭に迷うかもしれないと思うと、言葉を飲み込むしかないのが悔しかったです。ですが、院長の態度がどうしても引っかかりましたので、他に良い病院がないかともう一度探してみることにしました。

そして、最終的にたどり着いたのが、こちらの病院でした。見学してみたら、リハビリから病院の設備まで素晴らしい環境が揃っていました。しかも、案内してくれた係の方がとても感じの良い方で、不安になっていた気持ちをほぐしてもらえました。「ここなら、安心して息子をお願いできる」と思いました。ベッドが空くのを待っていたら、2週間ほどで転院できたことは、本当に幸運だったと思っています。

ここでの暮らしは期待していた以上でした。リハビリが熱心なのもそうですが、スタッフの方々の接し方が、こんなにも家族的だとは思っていませんでした。息子の生い立ちや病気をする前の生活のこと、何が好きかなどを色々と聞いてくれたのが嬉しかったです。ケアに役立てようとしてくれていたことは、後から知りました。

当時はどちらかというと、私の話を聞いてもらっている感じでした。私も気持ちが一杯いっぱいだったのですが、優しく相槌を打ってもらっているうちに落ち着いてきて、「前向きに頑張ろう」「私が挫けていてはいけない」という気になっていきました。

息子は医療センターにいたときは、毎日泣いていたのに、ここに来ましたら一気に表情が明るくなったのには驚きました。

前の病院にいた頃、リハビリの度に泣く息子をみて、私は悔しくて泣いていると思っていたのですが、後になって本人に理由を聞くと、「リハビリが痛かった」と話してくれました。「動かない体を無理やり動かすので、痛くてたまらなかった。でも、それを伝えることができなくて、向こうも聞いてくれようとはしなくて、そのまま進んでいった。我慢するしかなくてツラかった」ということです。

それに比べて、ここでのリハビリは「ツラくない。全然、余裕」と笑っています。私の目から見ても、こちらではリハビリが楽しそうです。仲良くなった介護士さんとは、冗談を言い合いながらやっています。この間など、笑い過ぎてリハビリが進まなかったこともありましたね。

今は1年が経ちましたので、リハビリは週1回ですが、できることが少しずつ増えています。今は左手だけで籠編みをしています。食事も左手でお箸とスプーンを使って自分で食べることができますし、たどたどしいですが字も書けるようになりました。普段の会話を、「あいうえお」の50音を書いたボードを使って、指で文字を指し示す方法も教えていただきました。

もともと政人は足が悪く、車いす生活でした。倒れる前は両手が使えたので、自

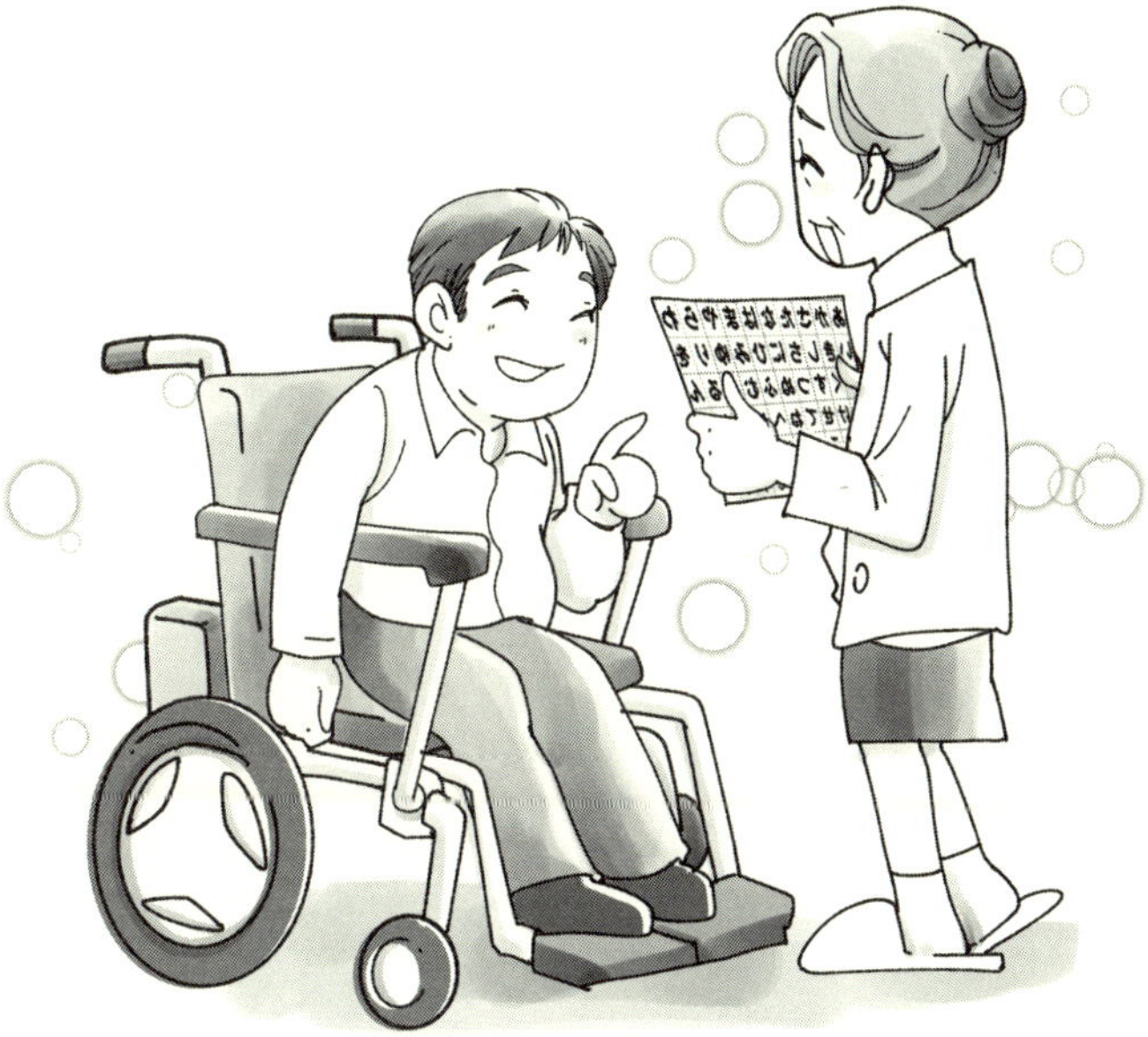

分で車輪を動かして移動できたし、車の運転もできましたが、今は右手が使えませんので、電動車いすに換えました。

リハビリ室への移動もそれを使って自分で行けます。車いすへの乗り降りは、介助があれば大丈夫です。

最初の病院で「死ぬかもしれない」「重い後遺症が残る」と言われながら、ここまで回復できたのは、ここでのリハビリのおかげだと思っています。

最近の政人は、日中は寝転んでテレビを見たり、ベッド上に上半身を起こして、パソコンをやったりしています。無理なく体を起こしていられる時間が伸びてきて、今は1時間でも平気になりました。

人工呼吸器をつけて気道を確保するために1年以上、気管切開をしてあったのですが、先日処置をしてもらい、孔を閉じることができました。すべての管が外れたことで、念願だった退院が現実になりました。

何度か外泊をして、家での生活もシミュレーション済みです。以前からバリアフリーではありましたが、電動車いすになると車幅が広くなり、浴室のドアを通れないことが分かったので改造してもらいました。自宅に帰るにあたっては私一人では大変だというので、長男がときどき手伝いに来てくれることになっています。年齢的に介護保険は使えませんが、この年齢でも使える制度やサービスをケアマネージャーの方に教えていただいて、手続きもしました。介護施設に比べて障害者施設は数が少ないのですが、ショートステイにも行ける目途が立ちましたので、何とか生活していけそうです。

この病院では、日々あらゆる場面にナラティブが溢れているのを感じます。挨拶一つにしても、リハビリでの声掛けにしても、掃除のやり方にしても、すべてに心がこもっています。

私も医療の現場をよく知っていますが、こういう手厚い病院は見たことがありません。自分がここのスタッフのようにできるかと聞かれると、ちょっと自信がないかもしれません。一人だけが頑張ってもやれることは限られています。全員で足並みを揃えて取り組むことが大事ですが、それは口で言うほど簡単ではありません。それぞれに仕事に対するスタンスも価値観も違う中で、どのように意思統一をされているのかは、元看護師として興味があります。

最近していただいたことで一番ナラティブを感じたのは、ここでの暮らしを撮った写真や動画を編集して、ナラティブ・ムービーを作っていただいたことです。以前に息子が好きだと話していた音楽を、BGMに使ってくれていました。ちゃんと覚えていてくれたことが、また嬉しかったです。先日は上映会まで開いていただき、みんなでそのムービーを観ました。

入院して間もない頃から最近までを通してみると、ここで歩んできた道がよく分かりました。ここまでよく回復したと感無量です。そして、これからも息子の人生は続いていくのだと改めて思いました。

息子も退院を心待ちにしています。「家に帰ったらお風呂に入りたい。飼っている犬に会えるのも楽しみ。この間、外泊で帰ったときは久しぶりだったので、人見知りされてしまったけれど、また仲良くやっていきたい」と言っています。

先日、私と息子とでこんなやりとりがありました。

「お世話になったみなさんに何かメッセージは？」と私が聞くと、息子がニヤリと笑って「特になし」と文字盤で示すのです。私は思わず「この薄情者！」と突っ込みを入れてしまいました。「親切にしてくれたみなさんに『ありがとう』はないの？」と聞いても、いたずらっぽい笑顔で「なし」ですって。

そんな彼を見て、私は「みなさんガッカリしちゃうわ。『もう君のことなんか知らない』って言われてしまうよ」と言いつつ、笑ってしまいました。元気な頃の息子の軽口が戻ってきたことが嬉しかったのです。

ここまで笑える日が来るなんて、1年前は想像もできませんでした。人工呼吸器に繋がれて意識のない息子の顔を絶望的な気持ちで眺めるしか、あの頃はできませんでした。今は未来が見えます。

本人ももちろん頑張りましたが、頑張る気持ちにしてくれたのもスタッフのみなさんの力です。私もまだまだ元気で頑張らなくてはと思っています。息子には負けていられません。

脳死状態と言われた妻が意思疎通できるまでに回復した谷沢正さん

私の妻・早苗（50代）は、約1年前のある朝、自宅で突然倒れました。脳卒中でした。

救急車で運び込まれたのは設備の整った大学病院で、すぐに緊急処置をしていただいたのですが、妻の病状は重く、その日のうちに「この数日が峠だから覚悟してほしい」と言われました。昨日まで元気だった妻がお別れを言う間もなく逝ってしまうかもしれないという現実が信じられず、目の前で人工呼吸器に繋がれている本人を見ても、ぼうっとして実感が湧きませんでした。

大学病院の救急センターは次々と患者さんが入ってくるので、長くはいられませんでした。ショックを受けたまま、別の病院に移りました。そこでも「積極的にできる治療はありません」と言われてしまいました。

その病院で、最初に医師から言われた言葉は今でも忘れられません。医師が私にかけたのは、「臓器提供を希望しますか」という言葉でした。「奥さんは脳死状態です。こうなると、医学的にできることはありません。後は臓器提供するくらいですが、どうしますか」と淡々と話す医師を見て、私は言葉が出ませんでした。今思い出すと涙が出ますが、そのときは涙すら出ませんでした。

こちらとしては「生きてほしい」と願っているのに、いきなりそういう言葉をかけられて不快感を禁じ得ませんでした。医師との温度差をはっきり感じた瞬間です。

医師としては聞かねばならないことだったと思います。臓器提供を待っている患者さんはたくさんおられます。そういう人のためにも必要な問いかけだったことは理解できるのですが、あまりにもマニュアルっぽいと感じました。せめてその前にひと言でも「大変ですね」とか「大丈夫ですか」といった気遣いのワンクッションがあったら、きっとこちらのショックの受け方も違った気がします。

ところが、医師の診立てに反して、妻には生命力がありました。意識は戻らないものの、何とか自分で心臓を動かし、やがて脳死状態からも脱出しました。普通は脳死状態になると回復の見込みはないと聞きます。だからこそ医師も臓器提供の話をしたと思うのですが、妻の場合は奇跡的にこっちの世界に戻ってきてくれました。

2つめの病院で2ヶ月が過ぎる頃、「そろそろ転院先を」と言われました。そのときもらったリストの一番上に、こちらの病院の名前がありました。

富家病院のホームページを見ると、自動喀痰吸引器のことや身体拘束ゼロの取り組みなどが紹介されています。それで、「ぜひ妻をお願いしたい」と一目ぼれをしました。最初の病院でも二つめの病院でも、痰の吸引は看護師さんがしてくれていました。丁寧にはしていただけるのですが、早苗本人がとても苦しそうにしているのが可哀想でした。それが一日に何度もです。自動の機械があれば、その苦痛から解放してあげられると必死でした。

ただ、相談員の方からは「いつも満床の病院なので、すぐには入れないと思う」というお話をされました。待つことは覚悟のうえで富家病院に問い合わせたところ、たまたまベッドが1つ空いたということで、すぐに転院の手続きができました。ここでも妻の強運が働いたと思います。

前の病院では「絶対に外れることはない」と言われた人工呼吸器が、ここに来たら2週間ほどで外れました。今になって思うことですが、ほとんどの病院では、妻のようなケースは人工呼吸器が「外れない」のではなく、「外さない」のではないかと思います。外さないほうがリスクが少ないからです。

ですが、こちらの病院では、最初から担当の先生が「外せるときが来たら、外すからね」と笑顔で言ってくださり、希望を持たせてくれました。そして、理学療法士の方々が自発呼吸を促すリハビリを毎日してくれました。それに応えるように、妻も徐々に呼吸が強くじょうずにできるようになって、とうとう外すことができました。「脳死、良くて植物状態」と言われた絶望の時期からすると、もう夢のようでした。病院や医師によって、ここまで患者の予後が違うのかと正直驚いています。

その後も一つ、また一つと体についていた管や機械が外れていきました。今はこちらの呼びかけに反応して頷いたり、麻痺していない左手でサインを送ってくれたりします。先日も爪を切るのに失敗してしまい、ちょっと深爪をしたら痛そうに顔をひそめたので、慌てて「ごめん、ごめん」と謝りました。こんなふうに妻に謝ったりできるのも、妻が良くなっている証拠なので嬉しいです。リハビリの力はすごいですね。

今は日に日に症状が改善していることがはっきりと分かるので、私も付き添って

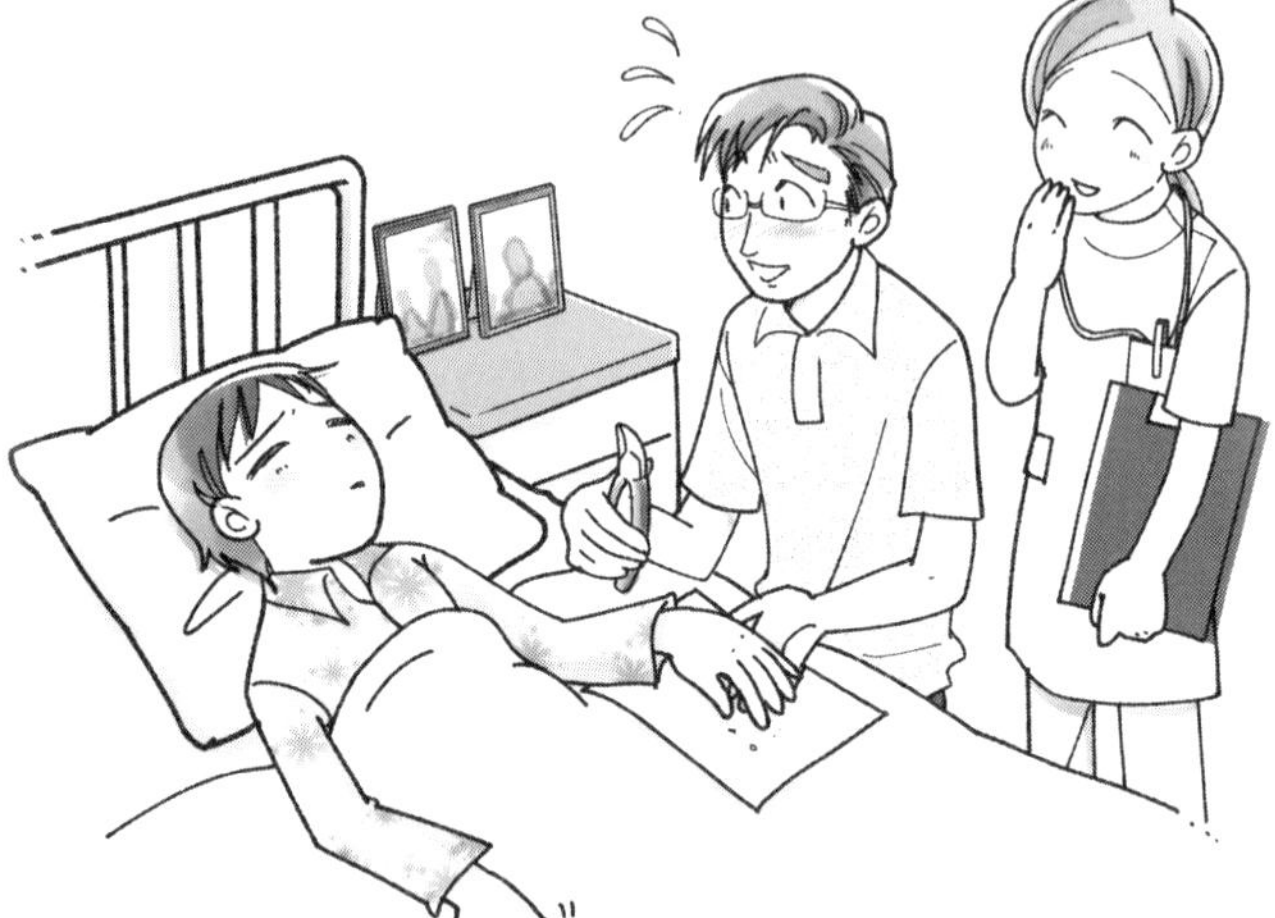

いても前向きな気持ちでいられます。日によって違いますが、ほぼ毎日、仕事の行きか帰りに病院に寄り、短時間でも顔を見るようにしています。

患者のためにベストを尽くしてくれる病院を選ぶことが、本人にとっても家族にとっても非常に大事だと感じています。もしこの病院と出会えていなければ、今でも妻は人工呼吸器に繋がれて、痰の吸引をされて、きっと苦しい思いをしていたに違いありません。

富家病院は、良い意味で「病院らしくない」という感想です。定期的にイベントをやってくれたり、プロのカメラマンが写真を撮ってくれたり、それを飾ってくれたりするのは予想していませんでした。そもそもイベントなどは業務以外の仕事でしょうから、わざわざやる必要もないと思うのです。私なら「同じ給料なら家に帰って休みたい」と思うかもしれません。患者を家族や仲間のように想う気持ちがないと、できないことだと思います。

何よりも、院長先生自身が率先してイベントを楽しんでいるのが印象的です。先日も運動会に参加しましたが、パン食い競争で一番本気になっていたのは院長先生でした。必死にパンにかじりつく院長先生を見て、みんなが大笑いしました。重い病気の人も多いのに、一瞬でも心から笑えるというのは、すごいことではないでしようか。

この病院以外に慢性期の病院を知らないので比較はできませんが、ここまでやってくれる病院の話は周りで聞いたことがありません。会社で病院のようすやナラティブノートのことなどを話すと、「すごい病院があるんだね」「入院できた奥さんはラッキーだね」と、みんな言います。

看護師や介護士の方々とのコミュニケーションは、ナラティブノートを使うこともありますが、基本的には気になったことはその場で聞いたり伝えたりしています。一人の看護師さんに伝えると、些細なことでも必ず全員で共有してくれるので安心です。次に来たときにその方が不在でも、「あの件はどうなりましたか」と尋ねると、誰でもが答えてくれます。社員の少ない小さな会社でも全員での共通は難しいのに、どうやっているのですか？

患者家族に向けてのイメージ療法にも誘っていただきました（※家族がリラック

スしたり、交流したりする機会を提供する目的で、院内で定期的に行われている）。あいにく時間の都合がつかず参加できなかったのですが、機会があったら行ってみたいと思っています。

今の私の願いは、このままこの病院で妻が安心して暮らせることです。元気になって自宅に戻れたらそれが一番の幸せですが、私としては妻が生きていてくれるだけでありがたいです。一度は「死ぬことも覚悟してください」と言われた妻が、ここまで元気になるとは思ってもみませんでした。病院スタッフのみなさんには感謝してもしきれないほどです。

老人ホームで暮らす認知症の母を通して、自身も成長できた深山諒子さん

母のとしえが大井苑でお世話になって、もう7年が経つのですね。入居前の大変だった日々を思うと、今は落ち着いて私も生活できています。大井苑と出会えていなかったら、母も私もどうなっていたでしょうか。

大井苑に入る1年ほど前、私の友人の親が認知症になり、特別養護老人ホーム（特養）を見学に行くというので、同行させてもらったことがありました。いずれは母もお世話になると思ったので、参考にするつもりでした。ところが、そこで初めて、うちの母のように人工透析が必要な人は、一般の特養には入れないということを知ったのです。

透析のための通院を特養ではサポートできないことと、透析は命に直結するので健康管理や食事の管理も重要だからとの説明でした。送迎可能な距離範囲に透析可

能な病院があっても、「透析は受け入れられない」という施設が大半だと言われました。

その頃、母はすでに透析が始まっていて、認知症の初期症状も出ていましたから、「これは大変なことだ」と思いました。父はその少し前に亡くなっており、私も結婚して実家を離れていて、母は一人暮らしでした。近くには住んでいたのですが、私には義母の介護も仕事もあります。それで、あちこちを調べて、透析でも受け入れ可能な特養をインターネットなどで探し始めたのです。

大井苑に問い合わせたところ、受入れ可能との返事をいただき、すぐに見学に来て手続きをしました。

その間にも母の認知症の症状は、急速に悪くなっていきました。朝晩関係なく私の嫁ぎ先にやって来たり、家族とトラブルを起こしたり、道をフラフラ歩いたりなど、ほんの数ケ月の間に手に負えなくなってしまいました。

手続きから半年ほど経ったとき、大井苑のほうから母のようすを尋ねる電話をいただきましたね。そこで「もう私では無理です」と現状を訴えました。

特養への入所は先着順ではなく、本人の要介護度や家族の事情を考慮して、緊急性・必要性の高い順になるとのことで、母が一人暮らしであることや、透析患者を受け入れ可能な施設が地域では他にないことなどが考慮されて、受け入れを急いでもらうことができたと後で聞きました。

入居はできたものの、生活が落ち着くまでがまた大変でした。母は「家に帰る!」と言い張ってホームを飛び出したり、透析を嫌がってごねたり、透析の後は怒りっぽくなって大声を出したり、食事を拒否したりといったことの連続で、ホームのみなさんには本当にお世話をかけました。

ホームから電話が来る度に、私も母を説得に駆け付けました。私の自宅から大井苑までは車で1時間半、道が混んでいると2時間くらいかかるのですが、そんなことは言っていられません。透析や食事をしないと命に関わると思って、必死でした。

本来なら私が自分で世話しなくてはならないことを、ホームの方にやっていただくのが心苦しくて、母を叱ったこともあります。でも、ホームのみなさんは「気にしなくていいんですよ」「お母様にはお母様のペースやコンディションがありますから、ゆっくり行けるところは焦らずに行きましょう」などと言っていただきました。

新しい環境で、知らない人に囲まれて、その戸惑いも母にはあったのだろうと思います。「もう少し慣れれば、お母様も落ち着きを取り戻されるので、諒子さんもしばらくの我慢ですよ」とも言っていただいたことを覚えています。「こんな日がいつまで続くのか」と先の見えなかった私も、それで少し気が楽になりました。

実際には、母が落ち着くのには1年近くかかりましたが、ホームの方々は粘り強く接してくださり、そのうち私が呼び出される回数も減りました。


元気な頃の母は何でもテキパキやって、声も大きくて、活動的な人でした。母が小さい頃、実家が万屋をしていたようで、それでちゃきちゃきした性格になったのかもしれません。父と結婚する前は、短期間ですが小学校の先生もしていたことがあると話していました。

自分で何でもやって、気のしっかりした人だったので、よけいに認知症になってからが大変でした。気の強い部分が強調されたのかなと思います。

母が落ち着くきっかけになったのは、ホームでお友達ができたからというのが大きかったようです。母は昔から世話好きで、人の面倒を見るのが好きな人です。後から入って来た年下の女性におせっかいを焼くことで、自分のホームでの役割を見つけ、自尊心を取り戻せたのだと思います。認知症になって色々なことが分からなくなっても、その人の根っこの部分は変わらないのだなと感心しました。

母は手先が器用で、編み物がじょうずでもありました。子供の頃はベストやセーターなどを編んでもらって着たものです。ホームでもマフラーをよく編んでいました。そのようすを見たスタッフの方から、母の昔の作品があったら持ってきてほしいと言われ、いくつか家にあったのを持って来ると、ここで展示会を開いてくださったこと忘れません。みなさんから「じょうずね」「売り物みたい」と誉めていただいて、母は随分嬉しそうでした。

他にもホームではさまざまなレクリエーションや行事をやってくれます。母はそういうイベント事が好きなので、もっと元気なときはどんどん参加していました。書道をやったり、秋祭りで浴衣を着たりなどの写真を時々見返します。思い出のDVDも作ってもらいました。そういうのを今見ると、元気な母が笑っているのが懐かしくて、昔のことをあれこれと思い出します。

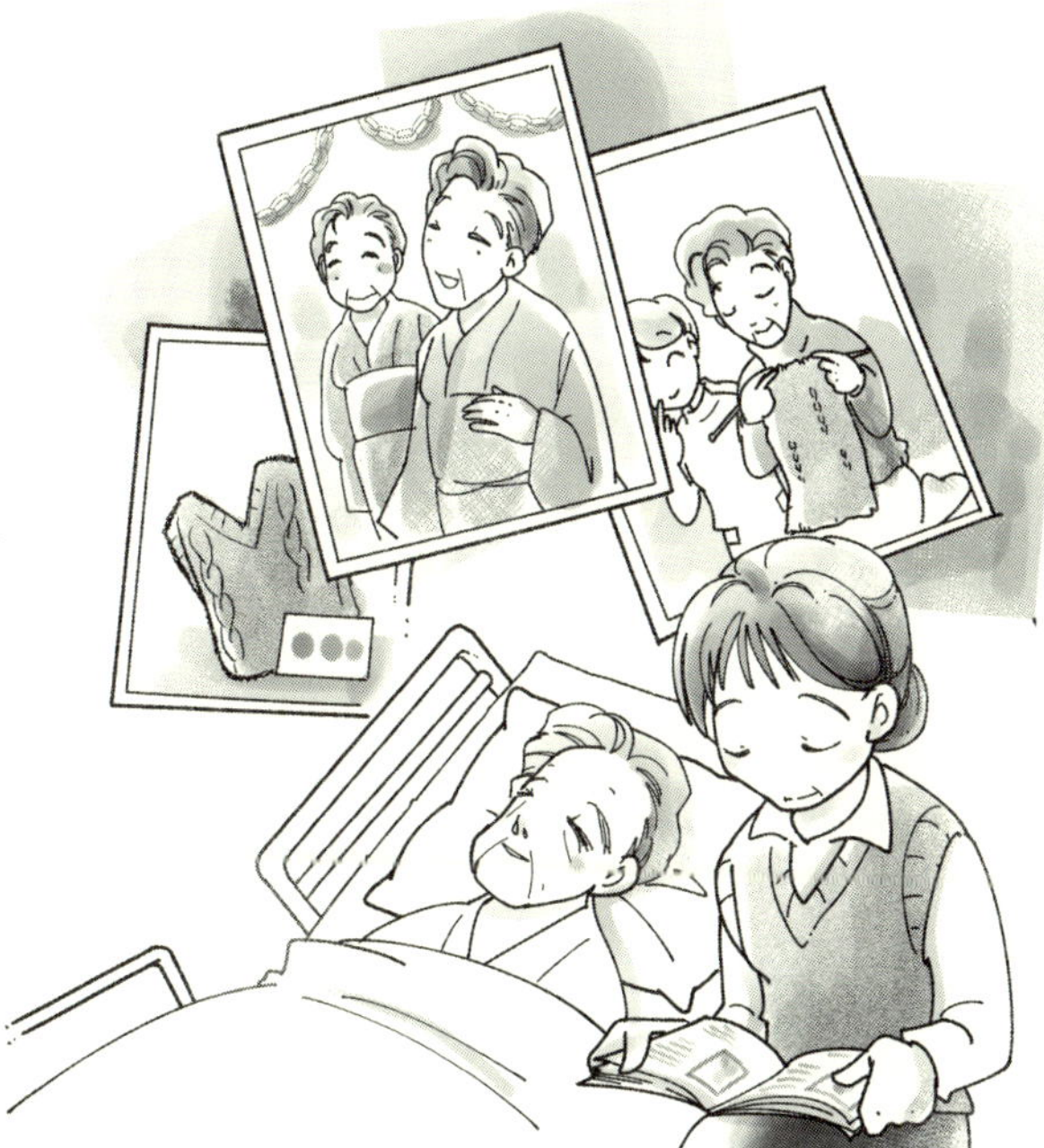

大井苑がナラティブの取り組みをしていることについて、特別な説明を受けたことはありませんが、日々の働きぶりを見せていただいて、他の施設とは違うなと思っていました。後から「ナラティブを大切にしている」というのを聞いて、なるほどと得心しました。

母の人となりや生きてきた背景を理解してお世話してもらうのと、そうでないのとでは、介護を受ける側も全然違うはずです。ちょっとした言葉かけ一つでも、「自分のことを知ってくれている」と感じられれば心を開けます。ここでは身内に世話されるのと同じくらい安心して、母も介護を受けることができていると感じます。

もっと元気なときは、お気に入りのスタッフの名前なども教えてくれました。やはり人間同士で相性があるのですね。母だけでなく、どなたもそれぞれにお気に入りのスタッフがいるようで、お気に入りさんがそばにいると表情が違っています。母の場合は、透析から帰ってきて、他のスタッフだと「おかえり」と言われても無反応なのに、お気に入りさんだとにっこり笑って「ただいま」と答えていました。

ホームの方々がやはり介護のプロだなと思うのは、母のペースにじょうずに合わせてくださることです。たとえば、母が「透析に車で行くのは嫌だ。自分で歩いていく」と言ってホームを出ていったときには、後からゆっくり車で付いて行って、数十メートル歩いて疲れたあたりで、「あら、としえさん。こんなところで何してるの？　私たちの車に乗らない？」と素知らぬ顔で話しかけ、車内に誘導してくれたと後から聞きました。

その頃の母は意識がしっかりしているときと、そうでないときがある「まだら」の状態でしたので、自分がホームを強引に飛び出したことはすっかり忘れて、「ちょうど良かった」と車に乗り込んだそうですね。そのまま富家病院まで、透析に連れて行ってもらえたと知って、さすがだなと感服しました。

その話を「この間こんなことがあったんですよ」「前は失敗したけど、今回の作戦はうまく行きました」と、楽しそうに報告してくださるのを聞いて、母のことを心から考えて対応してくださっていると感じました。仕事を超えた、人としての善意や優しさを感じた瞬間です。

それと、私がこのホームを気に入っているのは、ワンちゃんがいることです。最初に見学に来たとき、ペットとして飼っていると聞いて感動しました。人間以外の生き物がいるというのは、心の余裕や癒しに繋がります。

もう一つ、最初に来たときに感じたのは、ホームのどこに行っても明るくて清潔で、老人ホームや病院に特有の匂いがしないということです。食事の匂いや排泄物の匂い、消毒液の匂いなどがしそうなものですが、一度も感じたことはありません。余程ていねいに掃除をされているのでしょう。

大井苑は「介護甲子園（※2）」で優勝したこともある日本一の老人ホーム。そこで暮らせて、人生を終えられる母は恵まれています。大井苑を見つけてあげられたことは、一つ親孝行ができたかなと思っています。

※2　社団法人日本介護協会が運営する、介護業界の活性化を促進するためのイベント。全国からエントリーした介護事業所の中から、独自の選考基準で優秀事業所を選出し、年1回の全国大会に集結します。ステージで事業所の想いや取組みを発表し合い、その年の「日本一の事業所」を決定します。

今、母は寝たきりで意識もはっきりしません。パン粥をどうにか飲み込めるくらいで、私のことも分かっているかどうか……といった状態です。週に3回はストレッチャーに乗せて富家病院まで運んでもらって、透析を受けています。

今は私は週に1度、顔を見に来るくらいしかできませんが、これだけは最後まで続けようと思っています。仕事が忙しいときなどは、つい「今週は行かないでお休みしようかな」と気持ちが揺らぐ日もありますが、きっとそうすると後で後悔すると思うのです。来週また生きている母に会える確約はありません。毎回これが最後になるかもしれないという覚悟で会いに来ています。

大井苑に入って良かったと思うのは、介護のプロの方に相談したり教えていただいたりして、知らなかった介護のことを色々勉強できたことです。また、私自身が人間として成長できた気がします。人が生きていくこと、老いていくこと、命の閉じ方についてなど、自分自身の問題として考えるようになりました。

そういうふうに受け止められるのも、大井苑でたくさんのみなさんに支えていただけているおかげです。

ホームで暮らす母との外食を楽しみに毎週お見舞いを欠かさない、東田克行さん

大正生まれの母は、戦後間もない昭和22年に公務員だった父と結婚し、京都で暮らし始めました。昭和23年に長男である私を、昭和26年に次男を出産しました。当時の公務員は給料が安く、戦後の食糧不足もあって、日々の食べる物にも困る生活だったと聞いています。父の給料だけでは私たち兄弟を育てることは難しく、母も今でいうパートのような仕事をいくつもやったと聞いています。

性格的には社交的で明るく、おおらかで楽天的、そして、人といるのが大好きな人です。私が小学校に入る頃は、小さな店を借りて小料理屋をやったりもしていました。

商売と子育ての両立は大変だったろうと思います。ある程度生活が安定してからは商売をやめ、専業主婦として暮らしていましたが、次男が若くして亡くなった時は、しばらくショックから立ち直れなかったようでした。

そんな母が認知症を発症したのは、8年ほど前のことです。

2010年の秋に父が亡くなり、母は一人暮らしになりました。その前から、母は腎臓を悪くして病院に通っていたのですが、たびたび薬を飲み忘れたり、受け答えがうまくいかなかったりすることが増え、病院の方から「恭子さんの様子がちょっとおかしいから、一度、正式に診断をしてもらったほうがよい」とのアドバイスをいただきました。それで詳しい検査を受けたところ、初期のアルツハイマー型認知症であることがわかったのです。

両親は京都生まれの京都育ちで、結婚後もずっと京都で暮らしていたのですが、認知症になったことで、一人で京都に住み続けることは困難になり、2010年の暮れに、長男である私のもとにやって来ました。

1年ほど自宅で同居していたのですが、母はもともと膝が悪かったところに、マンション玄関の階段で転び、足の骨を折ってしまいました。救急車で運ばれた病院は手術が終わると、すぐに出ていかなくてはなりませんでした。しかし、歩くことができず、腎臓も悪い状態で、自宅に帰ることは困難でした。せめて自分で動けるくらいにリハビリが出来ないかと思い、受け入れてくれる病院を探したところ、リハビリと腎臓の治療もしてもらえるということで、２０１１年の11月に富家病院に入院しました。

３ケ月ほどリハビリをしましたが、高齢でもあり、なかなか歩けるようにはなりませんでした。車椅子では自宅には帰れないため、どうしようかと困っていたところ、富家病院に隣接する「メディカルホームふじみ野」が増設されて居室が増えるという話を聞き、２０１２年の2月に今の部屋に移ってきました。

部屋はあえて旧棟を選びました。増設された新棟のほうが新しくてきれいではあったのですが、母は昔から人懐こく、一人だと寂しがる人ですので、患者さんが多く入居している旧株のほうが喜ぶだろうと思ったからです。

当初はここでリハビリを続け、少しでも歩けるようになったら自宅に連れて帰るつもりだったのですが、やはり高齢になってから筋力を戻したり、リハビリの意欲を持たせたりというのは、難しいことなのですね。それに、認知症のほうもかなり進んでしまいましたし、今は透析もやっていますので、このまま引き続き、こちらでお世話になろうと思っております。

ここでの母の生活は、平日は週3回透析に通っています。透析のない3日間はデイサービスに行きます。移動はすべて車椅子です。

1回の透析に4～5時間かかりますから、自宅から通うとなると丸一日がかりになります。それが2～3日おきにずっと続くと考えると、現実的に自分たちで介護するのは無理だと感じます。おまけに母の場合は自分で動けませんから、車椅子から車の座席への移動だけでも大仕事です。

その点、こちらは透析室がすぐ隣の建物ですし、ホームのスタッフの方が連れて行ってくださるので、本当に助かっています。

他の老人ホームやメディカルホームを見ていると、透析を受けていたり、将来受けることになる可能性が高かったりすると受け入れを断られる場合が多いのですが、ここは積極的に受け入れてくれます。母の状況にマッチした病院、ホームと出会えたことに感謝しています。

認知症のほうは、こちらに来た初期の頃は物忘れなどがあるとはいえ、まだまだ会話もしっかりできていました。他の入院患者さんやスタッフの方々ともいろいろ会話をしていました。私の記憶では、1年くらい前まではちぐはぐな話ではあっても、会話自体はしていました。私や家内の顔も分かっていました。ただ、今は言葉そのものが出て来なくなり、私のこともどこまで分かっているのか分かりません。私のことを「誰だか分かる?」と聞いても、ほとんど反応がありません。

母は以前から耳が遠く、補聴器をしていたのですが、昨年の冬に耳に炎症が起きて、その治療のためにしばらく補聴器を外していたことがあります。その間に一気に認知症の症状が進んだ気がします。耳からの刺激がなくなったことで脳の働きが悪くなり、人とのコミュニケーションの取り方もうまくできなくなってしまったのかも知れないと思っています。

今の母の楽しみは、週に一度の外食です。透析やデイサービスのない休日に、私と妻とで母を外食に連れ出すことにしています。母が私のことを息子と認識しているかどうかは分かりません。「食事に連れて行ってくれる親切な人」としか思っていないかもしれませんが、おいしそうにご飯を食べて笑顔になってくれると、こちらも嬉しい気持ちになります。

食べることは本当に人間の原点だと思います。おいしいものを食べて「おいし

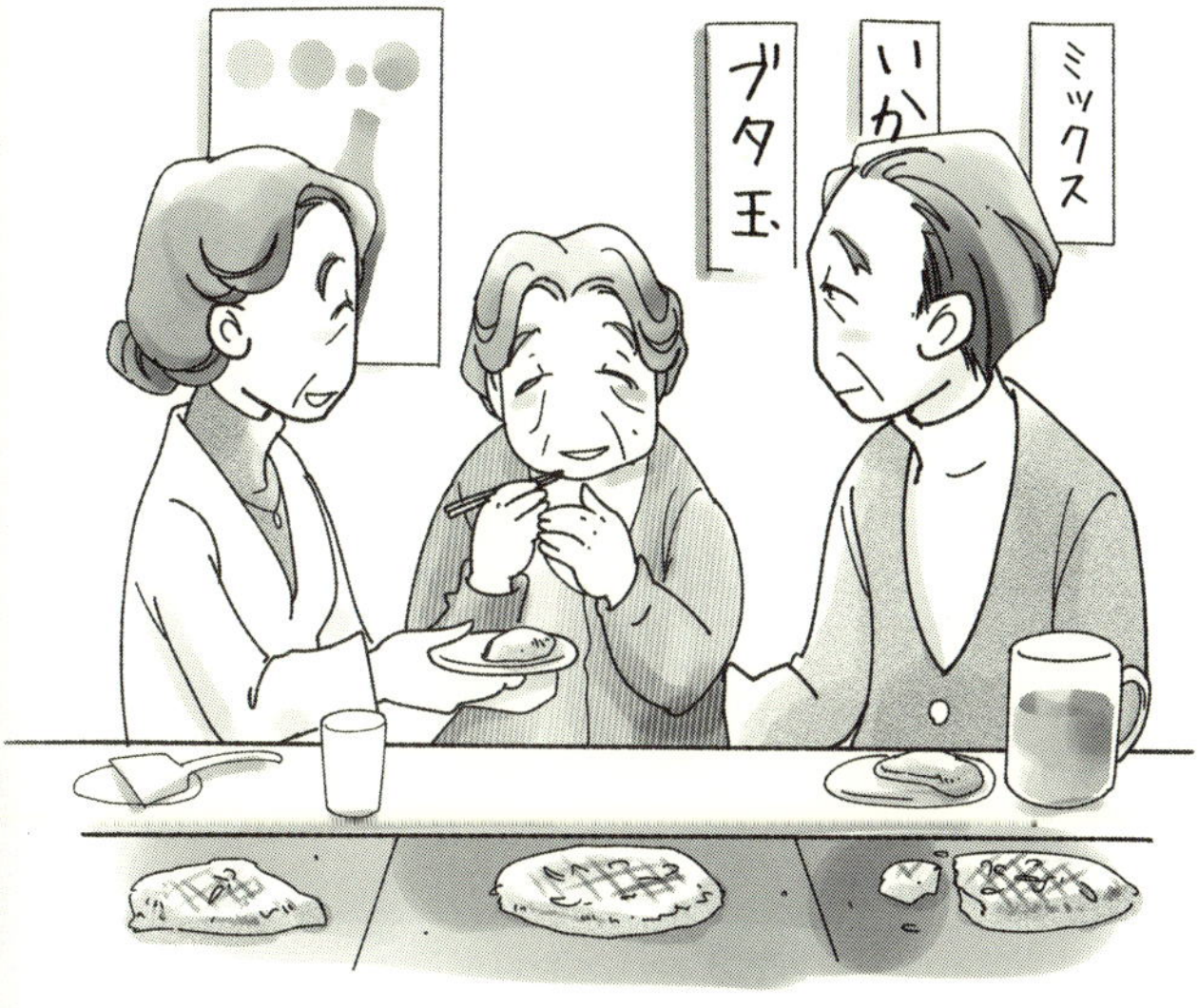
ブタ玉
いか
ミックス

い」と感じることが、何よりの幸せなのだろうと思います。若い頃、食べることに困った時代の人ですから、特に食べることには特別な想いがあると思います。

母の好きな食事は和定食やうどん、関西人なのでお好み焼きも好きです。4〜5軒の店を週替わりに訪れています。関西だとテーブル席のお好み焼き屋が多いのですが、関東では座敷の店が多く、近くで車椅子でも入りやすい店を探すのが大変でした。少し離れた場所に1軒だけ見つけて、そこがお気に入りです。ただし、私の車は介護用ではないので、雨の日は移動が困難で外出できません。そんな日は寂しそうにしているとスタッフの方から聞いています。

こちらの病院がナラティブの実践をしていることは、全然知りませんでした。昨年、ナラティブDVDを作っていただいて、それを観たときに初めて知った次第です。

スタッフの方から「恭子さんのDVDを作るので、メッセージの手紙を書いてください」とお願いされて書きました。若かった頃の思い出の写真やここでの暮らしの写真、音楽なども入れて動画を編集してくださり、母が単なる患者としてではなく一人の人間として、みなさんから大切にされていることがよくわかりました。

出来上がったDVDは母の兄弟にたちにもダビングして送りました。兄弟みんな遠方ですし高齢ですので、なかなかこちらに来ることはできませんが、DVDで母の暮らしぶりを知ることができて、みんな良かったと喜んでくれました。

実は他に1か所、同じように透析患者でも入れる施設が、私の家から車で行ける距離にありました。入院費用の面ではそちらの方が安く、家族としては転院を考えました。富家病院からも「転院されるのなら紹介状を書きますよ」と言ってもらっていました。その頃はまだ本人も会話ができる状態でしたので、「どうする?」と尋ねたところ、「ここがいい」と言いました。ホームにも、日中通っているデイサービスにも友達がいるし、スタッフの方々とも人間関係ができているから、ここを離れたくないのだろうと判断し、引き続きこちらでお世話になることに致しました。


私自身の経験を通して、世の中に伝えたいメッセージがあるとすれば、「介護する側の人に、無理だけはしないで」と伝えたいです。

私も母が骨折して入院した最初の頃、退院後は母を自宅に連れて帰り、自分たちで介護してあげたいと思っていました。しかしながら、母は歩けるまでには回復できず、透析も始まって、さらに認知症も進んでいきました。狭いマンションで車椅子生活をするのは、物理的にも困難ですし、透析や認知症のこともあり、家での介護は母にとっても、私や私の家族にとっても無理だと判断しました。

認知症がある場合や透析をしなければならない等の場合は、介護する側の人間は生活の多くの時間が介護に割かれることになり、心身ともに疲れ果ててしまい、場合によっては介護する側の生活基盤が壊れてしまうこともあると思います。

私が経験上思ったことは、介護は一人で思い悩むよりも、まずは周りに相談してみることだと思います。使えるサービスや制度はたくさんあります。そういうものを利用して、まずは自分たちの生活が倒れないように足元を固めることが大事だと実感しています。

今、富家病院やメディカルホームのスタッフの皆さんのおかげで、母も私たち家族も平穏に生活できています。週に一度はおいしいものを一緒に食べて、楽しく穏やかに過ごしてくれればと願っております。

息子が若くして脳梗塞に……言語療法士との出会いで希望の光を見た、大倉さん夫婦

【博（夫）】

私たちには一人息子の剛志（30代）がいます。今から2年前の春、元気だった息子が突然、脳梗塞で倒れました。会社でパソコンをやっているとき、片手がうまく動かなくなったようで、会社のすぐ前の医大病院に自分で行ったのです。そこで脳梗塞と診断され、即入院になりました。医師から説明を受けている間にも、あれよあれよと病状が悪くなっていき、緊急手術が行われました。私たちは「息子さんが深刻な状態です。すぐ来てください」と病院から呼び出しを受けて、頭が真っ白のまま、二人で震えながら医大病院へと向かいました。

その場で医師からは「おそらく命は助からない。覚悟してくれ」と言われました。その時のショックは言葉には言い表せません。どうにか手術がうまくいって、一命は取り留めたものの剛志は自分では呼吸ができず、人工呼吸器に繋がれて、顔にも

生気がありません。「これが先日まで元気だった剛志か」と思うと、胸が張り裂けそうでした。

当初はただベッドに横たわっているだけの状態で、目も閉じたまま全くの無反応でした。医師からは「脳のダメージが大きく、リハビリしても回復の見込みは薄い」と言われました。

救急病院には2ヶ月だけいました。医師からは絶望的なことを言われましたが、息子は年齢的にも若いし、私たちとしてはリハビリをしてほしいという思いが強くありました。それを伝えると、「それなら早くリハビリ病院に移ったほうがよい」と言われたので、近隣のリハビリ病院を探して転院しました。

ちょうどリハビリ病院に移る頃、「回復の見込みはない」と言われた息子の目が不意に開きました。何がきっかけだったのかは分かりません。ただ、私たちとしては「リハビリすれば、少しは良くなるのではないか。諦めてはいけない」との思いを強くしました。

リハビリ病院の入院期間の上限は6ヶ月です。5ヵ月目くらいから病院側から「次の転院先を探してください」「そろそろ見つかりましたか」としきりに言われるようになり、気持ちが焦りました。入院さえできればどこでもよいというわけではないので、リハビリをしてくれる慢性期病院をあちこち探しました。

しかし、どこの病院でも息子のような患者に対してはリハビリに消極的で、「ベッドで寝かせたままになる」と言われました。「うちは車椅子にも乗せますよ」という病院もありましたが、他の患者さんたちを見ているとそんな様子はなく、どこまでリハビリがしてもらえるかは不透明な印象を受けました。病院全体が暗い雰囲気だったり、スタッフが冷たい感じだったりなど、あまり息子を預けたいと思えるような病院はありませんでした。

諦められない私たちは、「どこかにリハビリをしてくれる病院があるかもしれない」とインターネットなどでも情報を集めました。そうして見つけたのが富家病院です。

見学に来たとき、第一印象は「とても明るい」でした。すれ違う看護師さんがみんな「こんにちは」と笑顔で挨拶してくれるので、歓迎されている気がして、「ここは他とは違う」と直感しました。

案内してくれたスタッフの方からは「しばらくベッドが空かないかもしれませ

ん」と言われましたが、どうしてもこちらにお世話になりたかったので、ベッドが空くまでの間だけ臨時的に入る病院を別に手配しました。半年間はガマンする覚悟だったのですが、幸いなことにすぐにベッドが空いたとの知らせが入り、リハビリ病院から直接こちらに転院することができたのです。

【真実（妻）】

実は、最初に病院に呼び出されて行った日、息子の変わり果てた姿を見て、私は強いショックを受けました。次の日からは病院に行こうとすると、胸が激しくドキドキして動けなくなってしまいました。その次の日も、その次の日も、気持ちは「病院に行かなくちゃ。剛志が待っている」と思うのに、体が言うことを聞きません。どうなってしまったのかと精神科に行ったところ、精神的ショックで自律神経がおかしくなっていると言われました。

「息子が大変なときに、なんて弱い母親なんだ」と自分を責めました。あれほど自分を情けなく思ったことはありません。早く治そうときちんと薬も飲み、なるべく気持ちを前向きに持っていこうともしましたが、なかなか良くなりません。その間、息子の病院通いや転院先探しは、すべて夫がやってくれました。つらいことなのに文句も言わず、一人でこなしてくれた夫には本当に感謝しています。

リハビリ病院に転院して3ヶ月ほど経った頃、なぜか急に息子のいる病院に行けるようになりました。これは不思議なことなのですが、私が顔を出した日、「剛志、お母さん来たよ」と言うと、それまで目を開ける以外は無反応だった剛志が、急に笑ったのです。私のことが分かったのか、待っていてくれたのか、やっと病院に来たことを喜んでくれたのか、実際のところは分かりませんが、それ以降は度々、笑顔を見せてくれるようになりました。私も毎日、息子に会いに行けるようになりました。

【博】

リハビリ病院を退院する頃は、首も座っておらず、車椅子に座らせても首がだらんと俯いてしまって、始終よだれが垂れるような状態でした。今はだいぶ首もしっかりしてきて、少しずつ座る姿勢を保てるようになってきました。

現在行っているリハビリは、ST（言語療法）とPT（理学療法）とOT（作業療法）の3種類を、1日に2つずつ行っています。それ以外に、息子は腕や肩が硬くなってしまうので、筋肉や関節を柔らかくするストレッチなどをPTの方に教わって、毎日病室で自分たちでもやっています。

【真実】

リハビリについては、是非お話したいことがあるのです。以前ここに勤めておられたSTの先生のことです。今は別の病院に転院されてしまったのですが、その方と出会えて、剛志は奇跡ともいえる変化を起こすことができました。

その先生のリハビリのときは、息子の目の輝きが違いました。食い入るように先生を見つめて、その言葉に耳を傾け、懸命にリハビリに励んでいました。

その先生がすばらしいのは、リハビリのときに剛志の仕事について色々と話題にしながら進めてくれることです。剛志は病気をする前は仕事人間なところがありました。というのも、趣味が高じて仕事になったようなものだったからです。それなのに病気をしてしまい、仕事から遠ざかってしまいました。刺激に飢えている剛志の様子をどうして知ったのか分かりませんが、先生は毎回いろんな仕事の話を剛志にしてくださいました。

先生にとっての患者は剛志だけではないのに、専門的なことも随分勉強してくださったのだと思います。おかげで剛志は言語療法の時間を楽しみにするようになり、リハビリにも熱が入っていきました。

さらに感謝しているのは、「飲み込み」ができるようにしてくださったことです。5月のある日、先生がつまようじの先に小さな氷の玉をつけたものを作ってきてくれました。何をするのかと見ているとと、それを剛志の口の中にそっと入れ、溶けるのをゆっくり待ちました。氷が解けて水になった瞬間、「ごくり」と剛志の喉が動いて、飲み込みができました。

そのとき、「ああ、この子は生きられる!」と、私は感激して涙が出ました。


【博】

最初はおしぼりで顔を触るだけでも嫌がっていたのに、転院してきてわずか3ヶ月で飲み込みができるとは、私たちも思っていませんでした。今では自分で3食食べています。退屈になりがちな入院生活のなかで、食べることが1つの楽しみにな

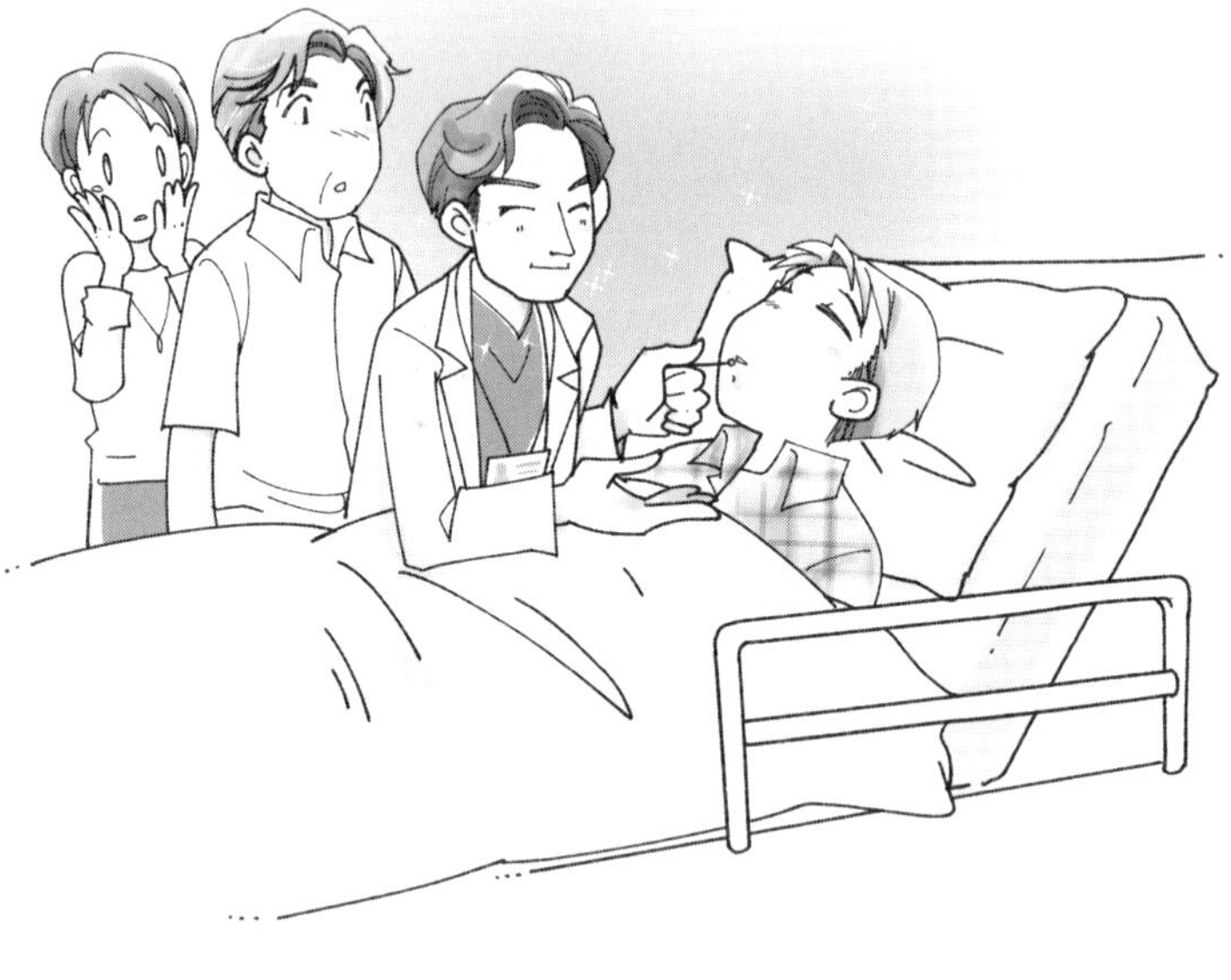

っています。

食べることができるようになってから、表情が大きく変わったことも嬉しい変化です。先生やスタッフの方からも「生き生きしてきたね」と言ってもらえます。

リハビリにはテクニックももちろんあるのでしょうが、何よりも患者の心を掴むこと、人間関係を構築することが、この先生はプロだなと感心しました。

他にも、気管に入れていたカニューレが取れました。カニューレが入っているせいで痰が出て、その吸入がとても苦しそうだったので、外してもらえてホッとしました。最初に「リハビリしても無理」と言った先生に、「こんなに元気になったよ！」というのを見せたら、何て言うかなと想像したりします。

親としては少し良くなると、もっともっとと欲が出てしまうものですね。今は自宅に連れて帰ることが目標です。もう少ししたら外出ができそうなので、自家用車を車椅子が載せられるタイプに買い替えようかと考えたりして、楽しみにしています。それがクリアできたら、次は外泊もできるかもしれません。時間が掛かってもかまわないので、ゆっくり少しずつでも元気になってくれれば嬉しいです。

富家病院は病棟が明るくて清潔で、スタッフもほかの患者さんのご家族も皆、気持ちのよい方ばかりです。剛志の場合はこれから長い入院をすることになるので、家族的な温かさがあることが一番重要だと思っています。暗くて気の塞ぐような雰囲気だと、私たちも毎日来ることが負担になると思うのですが、ここはそういうことはありません。

最初に入院していた医大病院で主治医をしてくれた先生が、息子の様子を覗きにこちらの病院に来てくれたことがあったのですが、そのとき、ここの明るさや挨拶、ナラティブの階段などを見て、しきりに驚いていらっしゃいました。

【真実】

スタッフの皆さんがとても忙しそうにしていて、しょっちゅう小走りで移動されています。そんななかでも声を掛けると、嫌な顔もしないで「今、行きますね」とか「これが終わったらすぐ行くので待っててね」などと対応してくれます。この間も、私が「今日はリハビリがよくできたんですよ」と、嬉しくてつい廊下で看護師さんに話しかけたら、忙しいのにわざわざ病室の剛志のところまで来て、「頑張ったんだってね」と誉めてくださいました。「たかがそんなこと」と片付けないで、こちらの気持ちを汲んで一緒に喜んでくださることが、とても心に沁みました。

【博】

ナラティブを実践されていることは全く知らずに来たわけですが、ここに入院させてもらえて本当によかったと思っています。今、私たちがこうして前向きな気持ちで息子の病気と向き合っていられるのは、先生方やスタッフの方々のおかげです。

私たちがこうして安心して暮らせているように、全国のどこに住んでいても、ここと同じような医療やケアが受けられるようになると良いなと思います。ナラティブの取り組みが全国へと広がっていきますように、患者家族として祈らずにはいられません。

きょうだいで役割分担して助け合いながら弟の闘病を支える、辻初枝さん

私たちは5人きょうだいで、私が下から二番目、武弘（60代）は末っ子です。

わが家は父の代から事業を行っており、長男が家業を引き継ぎました。武弘は独身で、長男家族と同居しながら実家で職人として働いていました。武弘が倒れたのは今から10年前の夏、まだ50代半ばのときです。

仕事場で脳卒中で倒れ、大学病院に運ばれました。そこで「脳幹を障害されているので、4日持つかどうか分からない」と宣告されました。脳幹は呼吸などの生命活動を司っている重要な場所で、ここがダメになると命に直結するそうですね。

先生方の懸命の治療の甲斐あって、脳のむくみは少しずつ引き、どうにか命は助かりましたが、脳へのダメージはやはり深刻で、しばらく意識のない状態が続きました。最初の病院で3ヶ月が過ぎる頃、転院が必要ということで、候補の病院をいくつかリストアップしていただきました。その中に富家病院がありました。

私たちも初めてのことで、どこの病院が良いかなどは皆目分からなかったのですが、いくつか見学をしていくうちに、病院にもそれぞれ特徴があることが何となく分かってきました。

都内のある病院に行ったときは、病室が男女混合だったことに衝撃を受けました。一般の病院で男女が同室などは考えられません。「どうして男女別々ではないのですか?」と私が質問しても、相手は何が問題なのかピンと来ていない感じでした。おそらく寝たきりや意識不明の患者さんばかりで患者同士の交流もないため、問題など起こり得ないという理由なのではないかと思います。でも、私が入院する患者の立場だったら、たとえ意識がなくても異性と同室は避けたいです。きっと弟もそう思うはずだと考え、そこは候補から外しました。

富家病院に来てみると、打って変わって明るい雰囲気で、「ここなら大丈夫そう」と感じました。ここがナラティブを大事にされていることなどは全然知らず、ただの直感で決めました。

大学病院では割と早くからリハビリをしてもらっていました。体を固まらせないためのストレッチなどから始まり、ベッド上に座らせたり、車椅子に乗せたりなどです。ただ、その頃、弟は目を開けたり、ちょっと手足を動かしたりはしていたものの、こちらの問いかけに応えることもなく、どこまで自分の状況を理解できていたかは分かりません。

ただ、倒れてから3ヶ月が過ぎた頃、意識がはっきり戻った瞬間がありました。ある日、車椅子に乗せてもらって病院の近くの公園に散歩に行くと、遠くのほうに富士山がきれいに見えました。そのとき突然、弟が涙をボロボロ流して泣き出したのです。まさに号泣という感じでした。私もそばにいましたが、「あ、自分のことが分かったんだな」と思いました。

それ以来、弟の意識は常に鮮明です。今は体も固まってしまい、視線以外ほとんど動きませんが、意識は元気なときと同じに戻っていると思います。それが返って残酷ではあるのですが。

弟は病院の中の様子を目で見て、耳で聞いて、とてもよく理解しています。特に聴覚が研ぎ澄まされたように私には感じられます。どうしてかというと、人のほんのわずかな声の調子やしゃべり方、言葉遣いの変化などでその人の気持ちや考えて

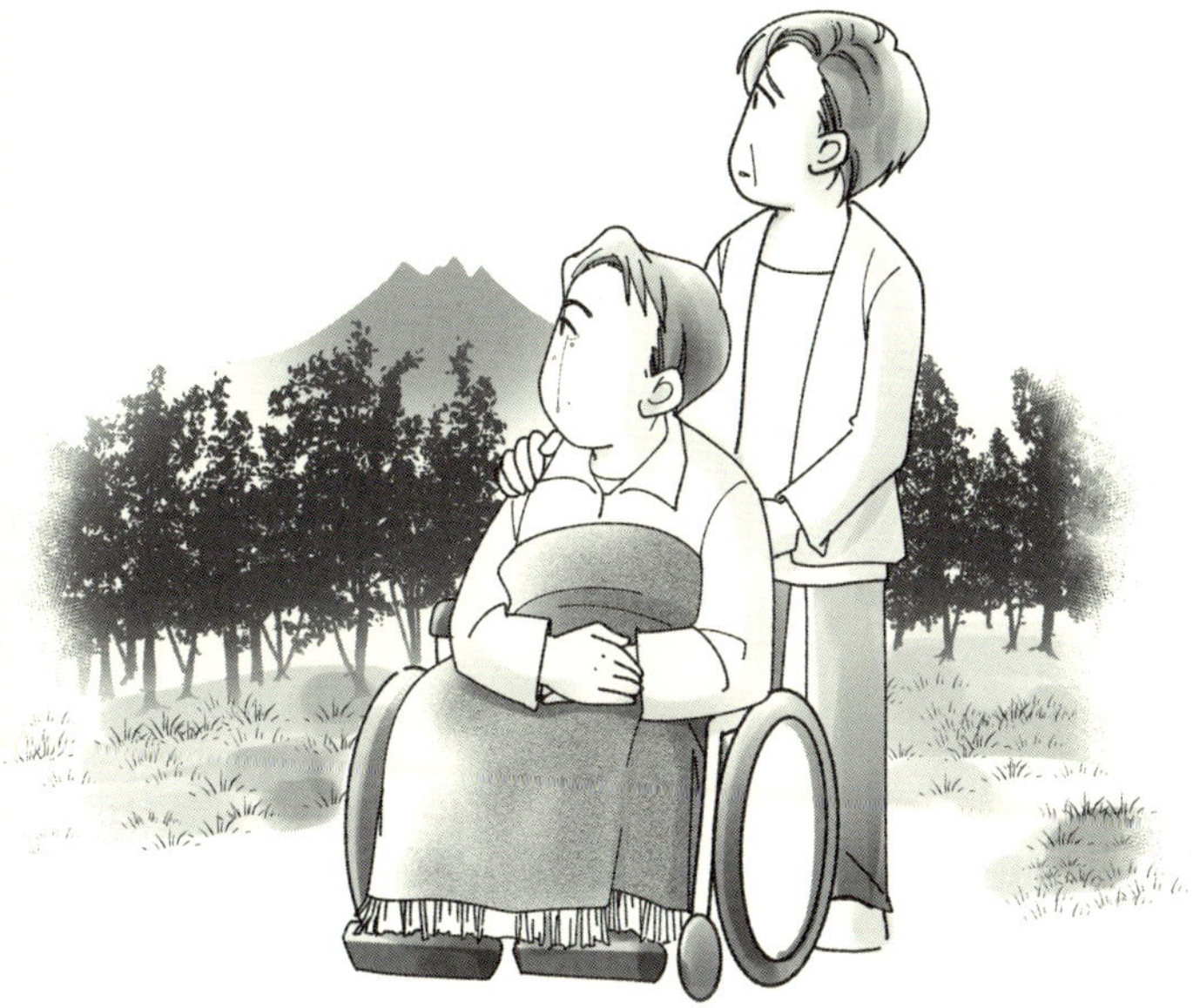

いることを察知したり、ちょっとした会話の端々から人間関係を推察したり、私が驚くような細かな情報を鋭くキャッチしているからです。ですから、弟の前ではウソはつけません。体が動かない分、使える感覚を精一杯鋭敏にしたのでしょう。

寝たきりで意識のない患者さんもこの病院には多くいらっしゃいますが、きっと反応がないだけで聞こえている人はいらっしゃる気がします。「聞こえていないから何を言ってもいい」という考えはこちらの思い込みに過ぎません。どんな状態の患者さんにも人間らしく接することの大事さを、弟の例を通して、また、ここのスタッフの皆さんの患者への接し方を見て、私は教わりました。

意思疎通については、3年くらい前までは視線でイエス・ノーを答えたり、文字盤の文字を指し示したりして意思疎通をしていました。しかし、最近はそれも少しずつ難しくなりつつあります。今は私が「寒い？」と聞くと、イエス・ノーで応える程度の会話です。きっと想いは溢れるほどたくさんあるはずなのですが、それを表に出せないというのは、どれほどつらいことだろうかと思います。

病気も10年経つと良くなることはほとんどなく、逆に年齢的なこともあって、できていたことが徐々にできなくなっていくようです。

今の武弘の楽しみは、院内の図書室で新聞を読むことと、競馬です。大きな競馬があるときは、私がスポーツ新聞を買ってきます。弟が立てた予想を聞き、私の夫か友人に馬券を買ってもらいます。普段はテレビの音が不快なようで嫌がるのですが、競馬があるときは観戦しています。先日は少額ですが馬券が当たって、二人で大喜びしました。

弟は子どもの頃から、スポーツ観戦が好きでした。球場が近所にあったり、伯母がレスリング部の合宿所をやっていて、そこからオリンピック選手が育ったりなどして、スポーツが身近にあったからでしょう。どちらかというとマイナーなチームや選手に肩入れするほうで、野球なら中日とオリックス、イチローを今でも応援しています。

それ以外の物欲などはあまり分かりません。以前、文字盤で話せていたときは、「クリスマスプレゼントに何が欲しい？」と聞いたら、「腕時計」と答えました。その読み取りには、たった5文字ではありますが3時間もかかりました。1文字1文字を読み取るだけでなく、繋げて単語を探るのが難しくて、昼にお見舞いに来て夕方までかかったこともあります。それでもあの頃は弟も私も根気があって、必死に会話していましたね。

実は、その翌年もクリスマスに腕時計が欲しいと言って、私が「去年買ったのはどうするの？」と聞いたら、「友人にあげる」と言うのです。いつもお見舞いに来てくれることへの感謝の気持ちだったのでしょう。病院生活では、弟にとって「これは自分の物」と言える所有物がありません。それで腕時計をリクエストして、自分の持ちの物として友人にあげたのだと思います。

弟の看病は、私とすぐ上の姉とで分担しています。私が毎週月曜日に来て、姉が毎週木曜日に来ることになっています。本当はもっと来てあげられれば良いのですが、二人とも首都圏に住んでいるとはいえ遠いので、週1回が限界です。

無理をして来る回数を増やしても長続きしませんし、私たちが通いやすい病院への転院を考えたこともありますが、親しくさせていただいている患者さん家族から「ここにいられるなら、移らないほうがいいよ。弟さんのためには、ここで暮らすのがベストだと思う」と引き留められました。その方は他の病院の中身を知っているだけに、ここのケアをみすみす捨てるのは勿体ないと教えてくださったのです。

今思えば、あのとき移らなくて良かったと思っています。

ずっと通い続けて行くには、〝細く長く〟がよいだろうと姉とは話しています。私たちも年をとってきましたので、最近は週1回でも大変に思うときが出てきましたが、元気なうちは来てあげたいと思っています。

長男は入院費の支払いや、病院や行政との事務的なやりとりなどを率先してやってくれています。それぞれが自分の出来る範囲ややれるペースで、助け合っていくことが大事だなと思います。

武弘にはいつも言葉にして伝えているのですが、「あなたがこうして生きていてくれるだけで、私はたくさんのものをもらっているよ」と言っています。弟は、自分では何もできないと思っているかもしれません。手術や薬で良くなる病気でもなく、この状態がいつまで続くか分かりません。きっと生きることの意味や自分の存在意義を問いかけ、絶望や悲しい気持ちになることも多いと思うのです。

何年か前に、七夕の短冊に書く願い事を聞くと、「リモコンのスイッチを押せるようになりたい」と答えました。テレビを切りたいときがあっても、誰かが来て切ってくれるまで弟は我慢するしかありません。そんな小さな願いすらも叶わない。そういう現実と、弟は逃げることもできずに戦っています。

その姿を見るとき、私は本当に弟が誇らしく思えます。彼がいてくれて良かったですし、今のような状況でも生きていてくれることに心から感謝しています。弟がこうなったことで、私たちきょうだいは人生や家族について新たな価値観を得ることができました。

立場を代わってはあげることはできないけれど、せめてこの想いは伝えたい、伝えなくてはと思っています。絶望に負けないで、少しでも長く私の弟でいてください。

入院する息子の顔を毎日見ることが自身の励みとなっている、川喜田はる美さん

一人息子の直治（50代）が倒れたのは、今から約5年前のことです。実家を離れて会社近くのマンションに住んでいたのですが、毎朝、私からモーニングコールすることが日課になっていました。その日もいつも通りの時間に電話をしたところ、何度かけても出ません。こんなことは初めてだったので、「直治の身に何かあったのかもしれない」と嫌な予感がしました。

息子が親しくしている知人が近くに住んでいたので、その人に電話をして、様子を見に行ってくれないか頼もうとしたのですが、時間が早すぎて就寝中だったのか応答してくれません。それで仕方なく、119番に連絡して家まで行ってもらいました。

すると、部屋の中で意識を失っている息子がいたのです。発見されたとき、倒れてからどれくらいの時間が経っていたのかは分かりません。救急隊から電話が来た

ときには、「息子さんは虫の息です」と言われました。

その頃は主人がまだ元気でしたので、二人して取るものも取りあえず救急病院に向かいました。息子が運ばれたのは大きな病院だったのですが、あいにく同じような病気で処置の必要な患者さんが他にもいたようで、手術が始まったのは夕方になってからでした。順番とはいえ、手術を待つ時間の長いこと……。万一のことがあったらどうしようと、生きた心地がしませんでした。

ようやく手術が終わったのは夜中です。医師からは「命が助かったとしても回復は非常に難しい」と言われました。

最初の病院では3ケ月しかいられないということで、病院からは「早く転院先を探してください」と何度も言われました。息子が住んでいたのは神奈川県で、救急病院も神奈川県だったのですが、入院生活は長くなることが予想されたことから、私たちとしては転院先は実家の近くがよいと考えました。それで、病院のソーシャルワーカーさんに希望を伝えて相談をしました。

しかしながら、県をまたいでしまう場合は、紹介をしたくても他県の情報があまりないため、難しいと言われてしまいました。それで、主人がこちらの地元の役場

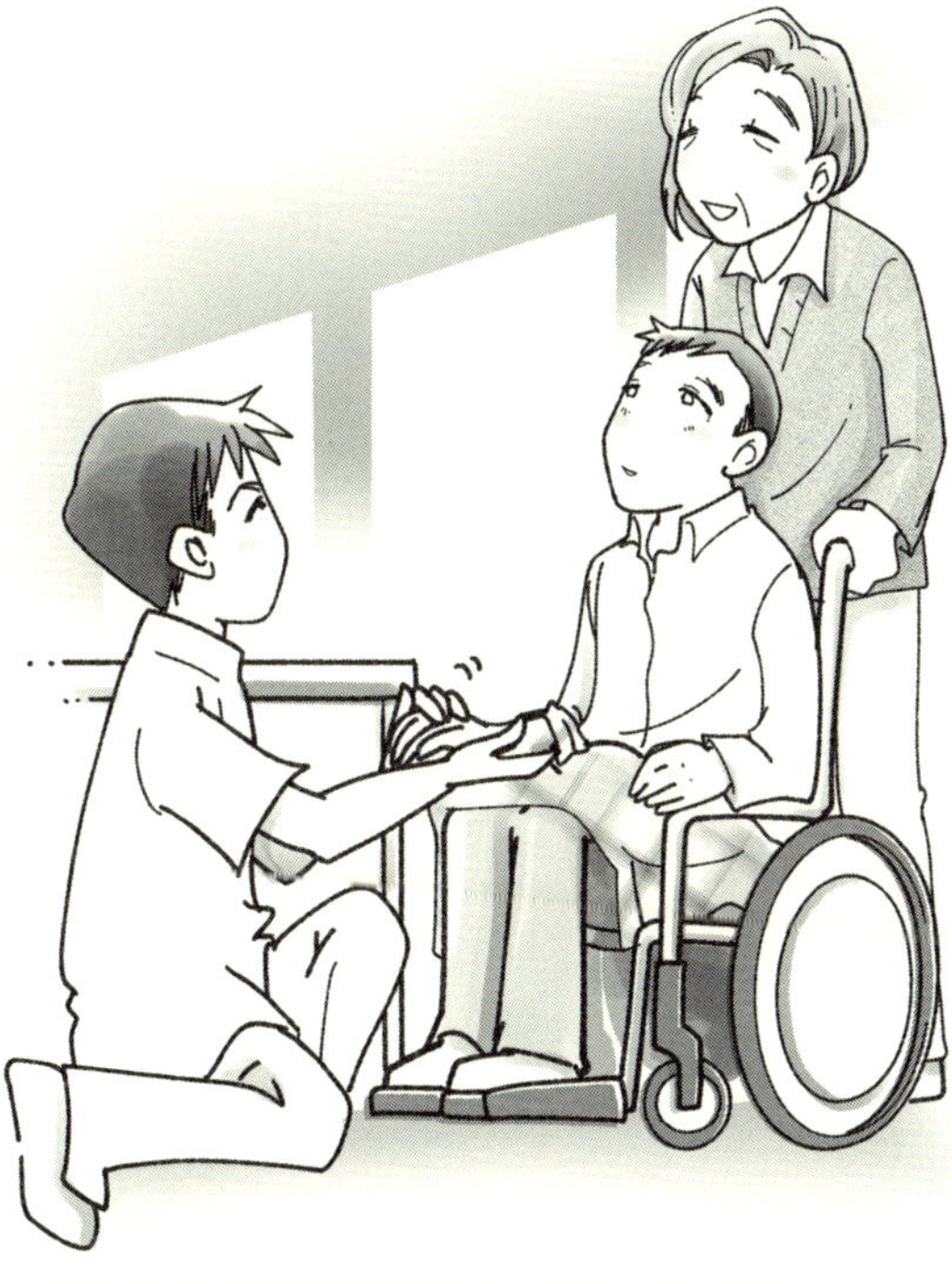

に行って、受け入れてくれそうな病院をいくつか教えてもらい、見学に回りました。主人が病院を数件見てきたところ、富家病院が一番良いと言うので私も賛成し、順番待ちの予約をしたのです。

そのとき、富家病院は満床で、すぐには入れませんでした。ベッドが空くまで数カ月かかると思って他の病院に転院して待っていたところ、運よく1か月ほどで「ベッドが空きました」との連絡をいただけました。

富家病院では新館に入れていただいたので、「とても清潔できれいだ」というのが第一印象です。実際に入院してからは、実にていねいに治療やリハビリをしていただけるし、家族的な関わりをしてもらえるので、「ここに入らせてもらって正解だったね」と主人と喜んだものです。

転院してきた直後の直治は口を開けて寝たきりでしたが、今は意識も戻り、車椅子に乗ってのリハビリもしています。片腕は動くので、自分でできることも増えました。話しかけると笑ったり、気安いリハビリスタッフには動くほうの手でちょっかいを出してイタズラをしたりなど、だいぶ元気になりました。季節ごとに院内で行われるイベントにも楽しく参加させてもらっています。

気管切開してあるので会話や口からの食事はできませんが、最初の状態を知っているスタッフさんからは「表情が豊かになったね。別人みたいだね」と言ってもらいます。それもこれも、先生やスタッフの皆さんのおかげです。

私のほうは、毎日病院に来るのが日課になっています。息子の顔を見ないと落ち着きません。主人がいた頃は主人の運転で二人で着ていたのですが、今は電車とバスで通っています。私一人になってみて、「通える距離の病院にしておいて良かった」と改めて思います。そうでなければ、病院に預けっぱなしになり、毎日遠くから心配していることしかできなかったでしょう。


この病院がナラティブを大切にしていることは、最近まで知りませんでした。この間、院内にある図書室でこの病院を紹介している本を見つけ、それを読んで初めて知りました。「ナラティブ」という言葉も初めて聞きましたが、そう言われてみれば、院内のあちこちに患者さんの写真が飾られていたり、息子へのメッセージを書いたノートがベッドサイドに置いてあったり、家族的なコミュニケーションが日常的にあったりなど、患者の人生や個々の物語を大切にしていることに気が付きました。今まで私が意識していなかっただけで、この病院ではナラティブは至る所にあったのですね。

日々のことでは、スタッフの方々の対応の早さがあります。息子の点滴が終わりそうなとき、看護師さんも忙しく、仕事の順番や段取りがあるだろうと思うので、つい早めにナースコールをしてしまうのですが、すると、すぐに誰かが来てくれます。「早く頼み過ぎて、返って悪かったな」と思うこともしばしばです。お願いして断られるとか、放っておかれるということが、この病院では一度もありません。

ナラティブノートは楽しく読ませてもらっています。私が病院にいない時間にどんなことがあったのか、ノートを読むと分かるので大変役立っています。私も何かお返事をと思ったりもしますが、文字で書くより直接お話しするのが好きなので、いつも口で直接伝えてしまっています。お返事はなかなか書けませんが、これからもメッセージをいただけると、私も息子も励みになります。

あと、本を読んで「身体拘束をしない」という院長の考え方を知り、非常に敬服しました。看護・介護する側にしてみれば、勝手に動き回られたり、チューブや点滴を抜かれたりするよりも、拘束してしまったほうがラクなはずです。私の知り合いが他院に入院していたときも、「本人の安全のため」ということで、身体拘束をされていました。かわいそうだけど、仕方がないかなと私も思っていました。

しかし、ここでは違います。自分たちが大変だというのは承知のうえで、皆が当たり前のこととして「身体拘束ゼロ」を実践しています。しかも事故は起きていないと聞きました。それだけ小まめに頻回に患者を看ているということだと思います。こんなふうに患者の尊厳を最優先できる病院は、あまりないのではないでしょうか。


私はこのように高齢ですし、息子はまだ50代で一人っ子です。寿命でいえば、息子のほうが後に残ることになります。私や夫の親戚も九州や東北ですし、もし私に何かあったら息子はどうなるのだろうということを考え出すと、心配は尽きません。

私自身も病気になったとき、どうなるのでしょう。本来なら私のほうが介護をしてもらう立場なのに、今はそんな状態ではありません。

ですが、いくら心配しても息子が今すぐ昔のように戻るわけではありませんし、地道にリハビリを続けていく以外ありません。今はただ、私が少しでも元気で長生きして、皆さんにご迷惑をかけないように努めることが、私にできる最善ではないかと考えています。そういう意味では、毎日ここに通うことが良い運動になり、皆さんと会話することが良い脳の刺激になっています。

直治は発症してすぐの頃より、目に見えて良くなってきました。最初の頃は、病院から「直治さんが急変しました」と電話が来るのではないか……などと想像しては胸が痛くなるような日々を過ごしていましたが、今はもう安心して病院にお任せしています。

ここまで良くなると、親としては欲が出てしまいます。大きな期待はしませんが、心の中では「もしかしたら」という希望も捨ててはいません。元気になって自宅に戻っていかれる患者さんも、時折ですがお見掛けすることがあります。そういう例を見ていると、「うちにも奇跡が起きるかもしれない」と嬉しくなります。

今の医学では、直治に劇的に効く薬はないかもしれませんが、ここで家族的に関わっていただけることで精神的に支えられ、生きる気力やリハビリを頑張る気持ちが湧いて、元気になっていけるような気がしています。そういう希望を持たせていただいて、本当にありがとうございます。

高校生の息子のバックアップに感謝しつつ夫の献身介護を続ける、並木梓さん

主人（50代）は昔からスポーツが好きで、普段からスポーツジムで汗を流し、休日はゴルフや山登りに出かけるなどアクティブな生活を送っていました。体格は細身ですが筋肉質で引き締まっており、食生活にも気遣う健康が自慢のような人だったのです。そんな彼がおとしの春、脳出血で倒れました。その日もスポーツジムにいて、運動中に具合が悪くなり、救急車で運ばれました。

病院に到着したときは意識はなく、かなり危険な状態でした。緊急手術を担当する医師からは、命を救うことを最優先に手術すると伝えられました。直前まで元気で、結婚してからも「頭が痛い」なんて聞いたこともなかったので、「なぜ？」という感じでした。

後で分かったことですが、詳しい検査をした結果、遺伝的関与が指摘される脳血管の病気が原因だったようです。命は取り留めたのですが、手術後1週間で重篤な

後遺症が予想され、寝たきりを覚悟しなければならない状態であることを医師から告げられました。

「以前のように元気になることより、これからの生き方を考えたほうがよい」と言われても、そのときの私は頭が真っ白で、「今この状態で、次と言われても……」という気持ちでした。

家に帰っても泣くことしかできませんでした。頭が現実を受け止めることを拒否しているというのか、思考が停止してしまったような感じです。でも、泣いてばかりいても事態は良くなりません。「泣くよりも何かできることはないか」と思い立ち、そこからインターネットなどを使って、主人の状態を調べ始めました。

〝正しい情報を知る〟というのは、大事なことなのですね。主人の置かれている状況を知るにつけ、少しずつ〝今、何をやるべきか〟が見えてきました。五里霧中の中で進む方向が分からずにいるのは迷子と一緒で不安だらけですが、一旦、こちらの方角と分かると、手探りでも「進もう」という気持ちが湧いてきます。

救急病院には3ヶ月しかいられないと知ったので、主人が次に入院できる病院を探すことを始めました。

まず、私の要望は「リハビリをしてくれる病院に移りたい」というものでした。それを第一に伝えたところ、主治医からは「ご主人のような重い後遺症がある人には、リハビリの効果が期待できません」と言われました。主人に未来はないと言われたようで、とてもショックでした。

主人のようなケースでは、長期療養病院という重篤な患者を受け入れる病院を勧められました。

自宅での介護も相談しましたが、痰の吸引、褥瘡（床擦れ）予防のための体位変換など、24時間ずっと見守りが必要で、在宅介護は難しいようです。うちには当時、高校生3年生だった息子が一人いましたが、彼はやがて進学して社会に出ていきます。遠方への進学や勤務など家を離れることもあるでしょう。そういうことを考えると、私一人で介護をする可能性が高くなります。「一人介護は絶対に無理です」と冷静に引き留められました。「長期療養型病院を探したほうが、ご主人にとってもご家族全員にとっても良い」とアドバイスをいただき、病院内の医療ソーシャルワーカーを紹介していただいて、主人の今後については、その方と相談することになりました。

その相談員の方がいくつか病院を紹介してくださった中で、富家病院は長期療養するにはとても良い病院で、私が希望しているリハビリも少しは対応していただけるとのことで、最初に見学をすることにしました。

富家病院に見学に来たら、病院のほうから「回復期リハビリ病棟へ入院できます」と言ってもらえたのです。思ってもいない言葉に驚き、目の前がパッと明るくなり気がしました。その一言で、他の病院は見学しないで「ここに決めよう」と思いました。

ただ、その時点ではベッドに空きがありませんでした。回復期リハビリ病棟に入院できるのは、発症から転院までの期間が2ケ月以内と決まっています。なんとか期限までに入院の許可が下りますようにと願いました。

もう一つ、富家病院を選んだ理由は、病院の環境や雰囲気が主人の好みだったからです。病院の周囲に緑が多く、「ここなら主人も気に入りそう」と思いました。

「ご主人が車椅子に乗れるようになったら、雑木林を散歩するのもいいですね」と案内のスタッフに言われて、「ああ、この病院は主人が元気になることを信じてくれている。リハビリすることを当たり前と思ってくれている」と感じて、嬉しかったことを覚えています。

今から考えると、早めに動いたことが納得のいく病院選びに功奏したと思います。私も最初は泣くだけでしたが、いろいろ考えるうちに不安で夜も眠れず、何かしていないと居ても立ってもいられなくなりました。眠れずに悶々としているくらいなら、自分で調べて現状を把握しようと思いました。

インターネットで調べると、あらゆる情報が瞬時に手に入ります。特に、同じような患者家族が書かれた経験談やブログなどが参考になりました。

息子がいてくれたことも大きな支えでした。泣きくずれる私を見て、息子は「自分がお母さんを支えなきゃ」と思ったようです。「お父さんのことは病院が看てくれる。だから、お母さんのことは僕が見なければと思った」と後から話してくれました。彼なりに父親の病状については冷静に受け止めたものの、どうやって私を支えればよいかと随分悩んだのだろうと思います。

それまでは家事など一切できない子でしたが、主人がこのようになってからは、私が病院に行っている間に洗濯をしたり、料理を作って待っていてくれたりなど自分にできることを考えて私を助けてくれました。
息子にはいろいろな相談に乗ってもらっています。彼は年齢の割に世間を熟知しているところがあり、クールな意見が返ってくることが多いです。感情的になる私に対して、論理的に意見を言われるのはつらいですが、よく考えると間違ったことは言っていないので、とても頼りにしています。

現在の主人は身体を動かすことができず、話すこともできませんが、視覚や聴覚はあり、周囲の情報は分かっているのではないかと思っています。

富家病院に入院してから一番うれしかったことは、口から少し食べられるようになったことです。回復期に担当してくださったST（言語療法士）さんが、主人の嚥下の様子を見て、飲み込みができるかもしれないということで、食べる練習を始めてくださいました。このような状態でも食べることができる可能性があることに驚き、暗闇の中に一筋の光が見えて嬉しくなりました。

リハビリを始めて2か月経ったとき、初めてゼリーが食べられました。口まわりの緊張が強く、口を開けることが難しい状態だったので、STさんはさぞかしご苦労されたことでしょう。思うように嚥下のリハビリが進まない中、STさんは次のようなお話をして私を励ましてくださいました。

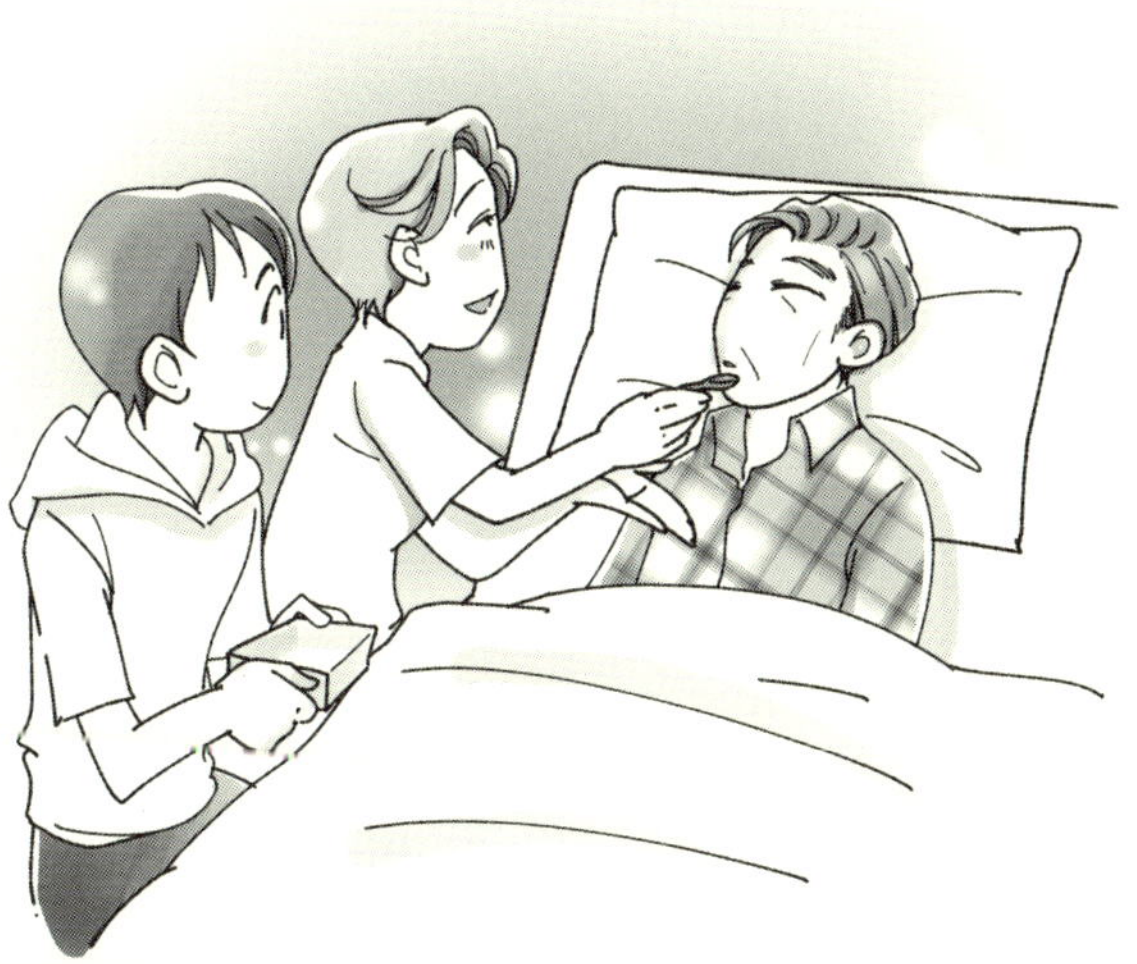

「脳はたくさんのコンピュータで作られています。メインのコンピュータが壊れてしまっても、脳の神経がケーブルの働きをして、動けるコンピュータを探してつなげ直してくれるんですね。ですから、私たちは脳のケーブルを刺激して、動いているコンピュータ探しのお手伝いをしているわけです。ですから、あきらめずに一緒に探しましょう。」

その後、リハビリ回復病棟から療養病棟へと移り、いろいろな事情があって食べる練習が中断してしまいました。諦めかけていたころ、今の病棟の師長さんの計らいにより、再び食べる練習のチャンスが巡ってきました。摂食・嚥下リハビリがご専門の先生の検査により、飲み込みの力は十分あるとのご判断で、嚥下の訓練がはじまりました。それで、ゼリー・プリン・アイスクリームなどが食べられるようになりました。今は、茶わん蒸しや野菜のムースなどに挑戦中で、私が作った料理を持ち込んで食べる練習をしています。私の作った料理を主人に再び食べてもらえる日がくるなんて夢のようです。

直接関わってくださったＳＴの先生だけでなく、リハビリをしているときはおむつ交換を待ってくれたり、自分の仕事の手を止めて応援の声を掛けてくれたりなど、周囲のスタッフの協力もなければ、主人は食べられるようにはならなかったと思います。すべての先生やスタッフに対して感謝の気持ちでいっぱいです。

ＰＴ（理学療法士）やＯＴ（作業療法士）の先生方には、ベッドから体を起こして車椅子に移乗することを、「私一人でできるようになりたい」と要望しました。最初はビックリされましたが、リハビリの先生方がていねいに教えてくださいました。私は体が小さいので、主人のように体格のいい男の人を移乗させるのは大変で、一人で安全に移乗できるようになるのに半年かかりました。

他の病院のことは分かりませんが、この病院は熱心な患者家族が多くいらっしゃいます。皆さん積極的にリハビリに関わり、時間があれば病室でストレッチやマッサージなどをしています。スタッフにしてみれば、家族にやり方を教えるのは手間ですし、自分たちでやったほうが安全です。にもかかわらず、こちらが「やりたい」と希望すればていねいに教えてくださいます。

患者家族の「良くなってほしい」という想いを、スタッフの方々も共有してしてくれていることを感じます。

私たち患者家族にとっても居心地が良いのは、スタッフの方々が私たちの気持ちに寄り添ってくださるからだと思います。

一例ですが、ある日、主人の髭剃りをしていたら、それを見た看護師さんが「午前中に、この部屋の人たちの髭剃りをしたのですが、並木さんは奥さんがやると思ったので、髭剃りをしませんでした」と話してくれました。

私が主人にしてあげられることは何でも自分でやってあげたい性質なので、それを理解してくれていることがとても嬉しかったです。

どうしても病室にいると病気のことや障害のことに目や気持ちが行きがちですが、スタッフの方や他の患者家族の方々とお話することで、心が癒されています。

主人は体を動かすことが大好きな人です。ですから、今の状態はとてもツライはずです。私がリハビリのお手伝いをして、少しでも体が動くようにしてあげたい、今はそれが一番の願いです。

筋肉や関節は動かさないとすぐに固まってしまいます。毎日病院に行って、可動域を広げるストレッチをすれば拘縮が遅らせられると聞いたので、私自身の体調にも気をつけて、いつも主人のそばにいられるようにしたいです。

老人ホームでの夫の看取り。ホームへの感謝の手紙が県知事から表彰された佐倉朝子さん

主人はもともと若い頃から腎臓の持病がありました。ずっと元気で暮らしていたのですが、50代後半に急激に持病が悪化し、人生後半の28年間余りは人工透析が欠かせませんでした。長い透析歴ではあったものの、幸いにも家の近くに透析病院があったので通院そのものが生活上の大きな不安になることはなく、仕事や旅行、趣味などを楽しみながら生活を続けていたのです。ところが、80歳を過ぎた頃、自転車から落ちて腰を痛めたのがきっかけとなり、介護生活が始まりました。それで、自宅で看ることが難しく、大井苑にお世話になったのです。

透析患者を受け入れる老人ホームが数少ない中にあって、こちらは富家病院とも提携しており、安心して主人を任せられるということで、すぐに申し込みをしました。

わが家は50年前から会社立の保育園を経営しています。保育園を始めたのは、主人の持病の関係です。

主人が腎臓を悪くしたのは40歳手前で、今から半世紀近く前のことです。日本でも有名な腎臓専門の博士の診断でしたが、当時は人工透析の医療もない時代で、積極的な治療などはありません。「体に無理な仕事などを避けて、大切にしていれば寿命を全うできますよ」とだけ言われました。

その頃、わが家は先祖から続く織物会社を経営しており、主人はその3代目でした。大学卒業後まもなく社長となり、電動織り機の大きな音のする工場内を巡回したり、東北方面からの集団就職の女工さんの寄宿舎など労務管理をしたり、資金のやりくりしたりなど大変忙しく活躍していたものです。

ただ、社長業は心も体も酷使する仕事です。精力的に働く主人の姿を見ていると、医師から「今の医学ではご主人の病気を治す方法はない。体を大事にするしかない」と言われた言葉が頭から離れません。会社立から社会福祉法人を設立し、主人が理事長、私が園長として開園しました。

主人は几帳面で頭のよい人で、特に事務的な仕事が得意でした。経理の書類や帳面などもきちっと管理してあって、銀行とのやりとりも全部お任せです。私は一度もお金の心配をしたり、銀行に行ったりしたことがありません。私は大雑把な性格ですので、主人の仕事ぶりにはいつも感心していました。

好奇心も旺盛で、60歳からピアノを始めて発表会にも出ました。詩吟の師範免許も持っていましたし、学生の頃は走り幅跳びで入間郡の記録を持っていたこともあったとか。本当に多才な人でした。

大井苑に来てからの主人は、家に帰りたがって、しょっちゅう玄関まで来ていたと聞きました。認知症などはなく、頭ははっきりしていましたので、徘徊というのとは違います。ただ本当に家族と離れて寂しかったのだと思います。

主人を大井苑に預けることができてホッとした半面、そういう主人の話を聞いてしまうと可哀想で、「もっと私が介護しなくてはならなかったのではないか」と悩みました。「これ以上は無理だった」と思う気持ちと、「自分のやるべきことを他人様に丸投げして、ラクをして良いのか」と自分を責める気持ちがあり、私はうつ病になってしまいました。

主人のことが気がかりであり、また、自身にも罪悪感があって、1日に2回も面会に来るような状態が続きました。おかげですっかり痩せてしまい、誰が見ても心配な状態だったと思います。今では笑い話ですが、息子の前で私がぼうっと庭のネコを見ながら「ネコは良いわね」と呟いたことがあったらしく、「お母さん、相当疲れているなと思った」と言っていました。

そんな私の心を救ってくださったのも、大井苑のスタッフの方々でした。主人が我儘を言っても受け止め、主人の気持ちを尊重して、何から何まできめ細かく対応してくださっていました。たとえば、主人が夜中に帰りたくて玄関に行くと、そこで疲れてしまうというので、スタッフの方が主人が休むためのソファーをわざわざ玄関に置いてくれたり、主人がソファーで横になっていると「私も一緒に休憩させてね」と毛布を持って来て、そばにいてくださったり。

普通なら「こんなところにいると風邪を引きます。お部屋に帰りましょう」と言って、無理やりにでも部屋に戻すところだと思います。それなのに、大井苑ではまったく違う心ある対応をしてくださっていることを知り、「ここにいるほうが主人は幸せだ」と思えるようになりました。

他にもあります。大井苑ではベッドから起きる時のためにつかまり用の手すりがついているのですが、うちの主人はそれが気に入らないと言って柵を取りたがるのです。腰が悪い主人は、車椅子からゴロンとベッドに横になったとき枕に頭が乗るようにしたかったのですが、手すりの作りが合わなくて、ゴロンとしたとき頭が枕の位置より下にずれてしまっていたようです。

それをスタッフの方に伝えると、ほんの数日でちょうど良いものに交換してくださいました。私が「こんなに早く!?」と目を丸くしていると、「一日でも早いほうが良いと思って」と当たり前のことのように笑って言うのです。手すりは業者に問い合わせて、特別注文してくれたものでした。

食事にしてもペースト状の食事をしている人は、ずっとペースト状の食事が続くと思いきや、本人が固形でも食べられる状態になれば、次の食事から固形食になります。朝ごはんも主人はパン食が好きだったのですが、大井苑では皆さん米飯食を食べていたので、そういうものだと思い、米飯で我慢していたところ、主人の食があまり進まないことを見て取ったスタッフの方が、「朝はパンが好きですか?」と尋ねてくださり、次の日からは主人用にパン食を用意してもらえることになりました。

そんなふうに一から十まで本当に目配り心配りが行き届いており、ちょっとお願いしたことが即対応していただけることに驚きました。私自身も園を長くやってきていますので、大勢いる中で一人一人個別の対応をすることが、どれだけ大変かは身をもって分かっています。だからこそ余計に、大井苑の皆さんには頭が下がるのです。

入居してからも毎週1泊は外泊を申し込んで、家に連れて帰っていました。最初は家に連れて帰ると里心がついて、「苑に帰りたくない」と言い出すのではないかと心配しましたが、初回に試してみたときに、意外にもすんなりと苑に帰ったので安心しました。おそらく苑での居心地が良かったのでしょう。

それが分かってからは、私も主人を家に連れて帰るのが楽しみになりました。たまに私が外泊の申し込みを忘れると、「今週は届けが出ていませんが、家で過ごさなくて良いのですか？」とスタッフのほうから気を回して声を掛けてくれ、「家で楽しんできてね」と笑顔で送り出してくれます。

大井苑に居させてもらった間、家族として不満に思うことが一度もありませんでした。むしろ、家族以上のことをやっていただけたと思っています。

ちなみに、大井苑では「24時間いつでも面会に来て良い」と言われました。見られたくない場面の一つや二つは、老人ホームに限らずどんな施設にも家庭にもあるものなのに、ここはすべてオープンです。それだけ自分たちの介護や仕事に誇りと緊張感をもっておられるのだなと思います。家族が交代で毎日面会に行きましたが、いつも気持ちよく受け入れてくださいました。

主人の最期の看取りのときのことは、よく覚えています。あと数日で大井苑での生活が丸2年になるという頃、主人は息を引き取りました。人工透析も28年を超えていましたから、体も限界だったのでしょう。最期はスタッフの皆さんに見守られ、穏やかな寝顔のまま逝きました。

主人がいよいよ危ないというとき、私が大井苑に駆け付けると、所長がそっと隣に寄り添い、私の肩を抱いてくれましたね。そして、二人で涙を流しましたね。ああいう場面では言葉より、そばにいて一緒に泣いてくれることが癒しになるのだと

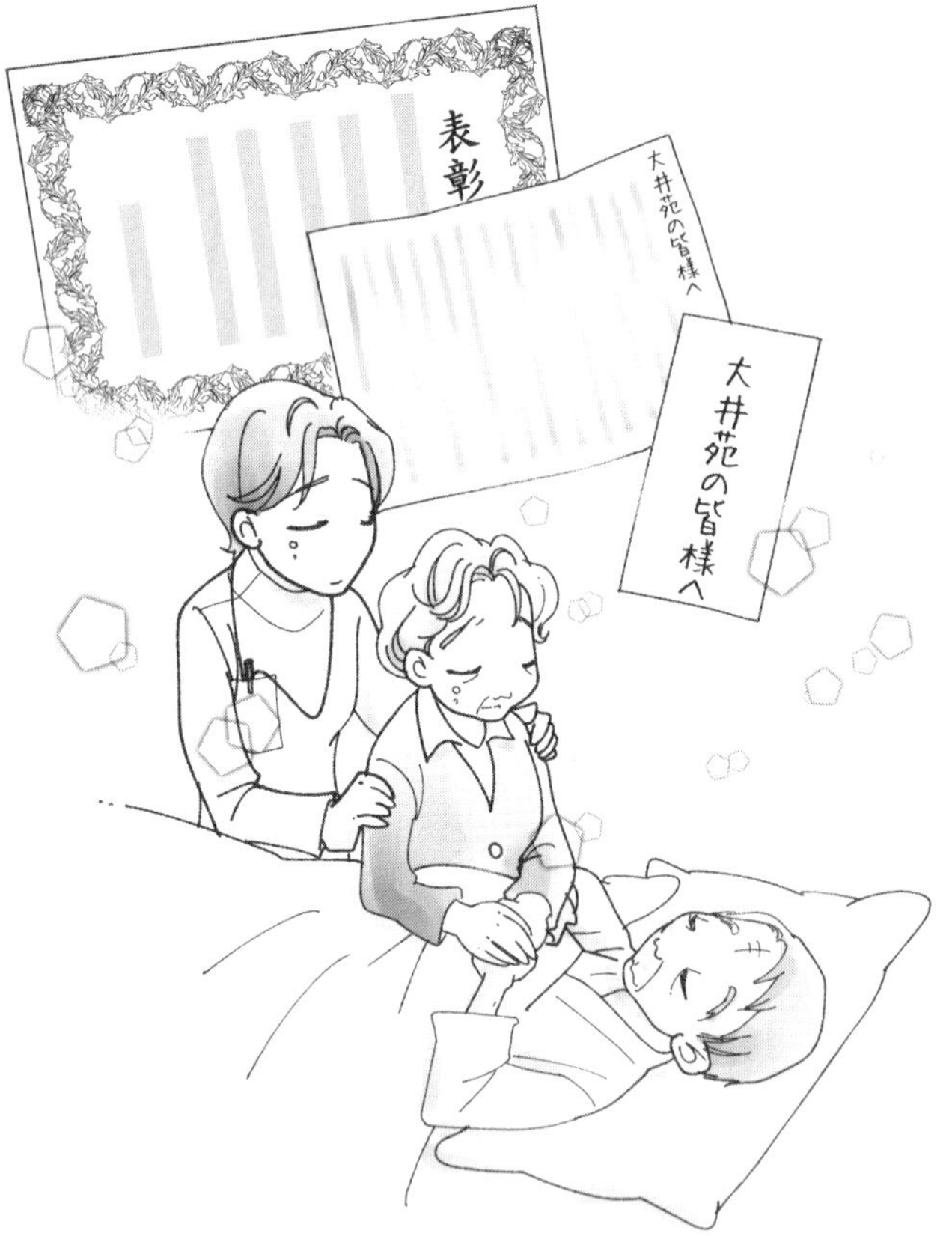
表彰
大井苑の皆様へ
大井苑の皆様へ

知りました。

葬儀にも複数のスタッフが参列してくださり、涙を流してお焼香をしてくださいました。あのときは本当にお世話になりました。

生前、主人とはあちこちに旅行に行きました。本格的に腎臓が悪くなる前に行きたいところは全部行っておこうと話し合い、私は園長を娘に譲って、海外にもたくさん行きました。人工透析が始まったら無理だろうと思っていましたが、留学経験のある息子が旅行先の外国で透析が受けられるように病院との橋渡しなどをしてくれました。また、困ったときの会話集などを作って持たせてくれたりもしました。その後は、透析旅行ツアーで多くの国にも行けました。

子どもたち夫婦、孫たちに囲まれて大切にされ、最後は温かい方々に囲まれて過ごした主人は、幸せだったと思います。

主人の死後、大井苑に感謝の気持ちを伝えたくて、お手紙を書きましたね。それが埼玉県の福祉部が募集している「コバトン　ハートフルメッセージ」で表彰されたと伺いました。

私自身はただ大井苑の皆さんに感謝を伝えたくて、そのような募集があるとは知らずに手紙を書きました。私の手紙を受け取った大井苑の所長さんが、「せっかくのお手紙なので応募してみても良いかしら？」とおっしゃるので「是非に」とお願いしたのです。

大井苑の取り組みを外の人たちにも知ってもらえたこと、県知事からも評価されたことが何より嬉しいです。

※以下、手紙の全文をそのまま掲載します。

大井苑の皆様

主人（仁）が二年間お世話になりまして、本当に有り難うございました。

二十八年八ヶ月の永い人工透析でしたが、家から数分の所に透析病院がありましたので、仕事、旅行、趣味と元気に過ごしていましたが、数年前、自転車から落ちた事がきっかけで腰をいためため、病院は家族が交代で送迎して来ましたが、年齢的な事も加わり家での介護も大変になり、行く末を心配していた矢先、ネットで人工透析の出来る大井苑を息子が見つけて、すぐ見学し、申し込み数ヶ月後に入所させていただきました。人工透析とホームのセットは全国でも珍しいのではと、そして家から近いことも助かりました。

介護で疲れていた私でした。良かったと思う反面、私の我がままで、自問自答の毎日になりました。私がもっと介護しなくてはいけないのでは？でもこれ以上は無理だったのではと、毎日悩み病気もした事のない私の体重がみるみる減り、うち病状態になりました。

そんな私を救ってくださったのは、大井苑の皆様でした。心配のあまり毎日二回も面会にいったりしていましたが、いつも気持ちよく迎えてくださり、大切に介護して下さっている事を感じました。立ち上がる時転ぶのが心配とすぐセンサーをつけて下さり、ベッドの柵も主人に合わせ、特別注文して下さったようでした。

体調についても、様子を報告していただいたり、週一回の外泊も申し込むのを忘れていると、「今度は出ていませんが？」と電話をいただいたこと、食事もパンだとかご飯だとか我儘も聞いて下さり、いつ伺っても主人の身体も綺麗にさっぱりしていました。数えると数えきれないご親切に私はすっかり元気を取り戻し、大井苑にお世話になれた事が主人家族にとって最高の幸せだったと、感謝の気持ちでいっぱいです。

八十五歳六ヶ月の寿命を全うすることが出来ました。最後の日も大井苑の大勢の皆様にお見送りをいただき、また、葬儀に参列して下さったスタッフの方も涙を流してお焼香をして下さった姿に感動いたしました。

主人が本当に皆様に大切にしていただいた事を家族一同感謝しています。

本日は仁の在りし日を映像にしていただき、上映会に招待いただき、お礼の言葉も見つかりません。本当に有り難う御座いました。

妻　朝子

佐倉家族一同

震災、妻の突然の病、自身のうつ病……
周囲の助けで試練を乗り越える、岩舘俊朗さん

東日本大震災後、知人を頼って東北へ移住した私と妻は、そこで生活の基盤を立て直しながら、自宅に戻る準備を整えていました。自宅の片づけがほぼ済んで、「そろそろ戻れるね」と喜んでいた平成27年の春、県の借り入れたアパートで妻は倒れました。

朝いつもどおりコーヒーを飲んで、「髪を梳かしてくる」と洗面台に行ったと思ったら、「頭が痛い」と言い出したのです。様子がおかしいので慌てて救急車を呼んだのですが、その到着を待つ間に意識が薄れていきました。救急車を誘導するために外に出ようとする私に、「お父さん、ここにいて……」と心細そうに言った妻の声が、今も耳から離れません。

脳専門の救急病院に運び込まれてすぐに応急処置を受けましたが、あいにく休日で医師が足りず、手術は月曜を待たなくてはなりませんでした。当初の医師の見立

てでは回復が見込めるような口ぶりだったのですが、手術を待つ間に脳へのダメージが大きくなったのでしょうか、術後は人工心肺の機械を装着してかろうじて命を繋ぐ状態になりました。医師からは「装置を外すかどうか」といった話をされました。

妻は元気なときに「もし延命治療が必要になったら、そういう生き方はしたくない」と私に言っていたことがあります。そのときは私も「そうだね」と、妻の生き方を尊重するつもりでした。

でも、実際にそういう状況になると、私だけの意見で決めることははばかられました。息子が3人いますので彼らの意見を聞くと、全員が私の意見とは反対で、結局、装置を外すことはしませんでした。

3ケ月ほどすると妻は自発呼吸ができるようになって、装置は必要なくなったのですが、今も意識ははっきり戻っていません。

こちらの病院に移ってきたのは、息子が2人こっちに住んでいたことと、妻自身がこっちの出身だからです。東北の病院にいるときに首都圏内の長期療養型の病院を調べてリストアップし、いくつか候補を見学に回りました。その中で一番印象が良かったのが、ここでした。

雰囲気の明るさなどもありますが、一番に気付いたのは他の病院に比べて車椅子の台数が多いことです。車椅子がたくさんあるということは、それだけリハビリをしてもらえるということだと思いました。リハビリスタッフもたくさんすれ違いました。

それと、面会時間がいつ来ても良いというのも気に入りました。妻のそばに気が済むまでいたいと思っていたからです。


富家病院に転院して最初のうちは全くの無反応でしたが、こちらに来てから少しずつ変化を感じています。まず、足の裏や手などをつねってみると、それに反応して顔を歪めたり、手や足を払おうとするような動作を見せるようになりました。

意識はどこまで戻っているのか分かりませんが、私自身は戻っているつもりで色々と話しかけています。妻は目を開けて瞬きをしますので、アイキャッチで反応してくれている気がします。

車椅子にも座れるようになりました。年に何度かは介護タクシーで外出すること

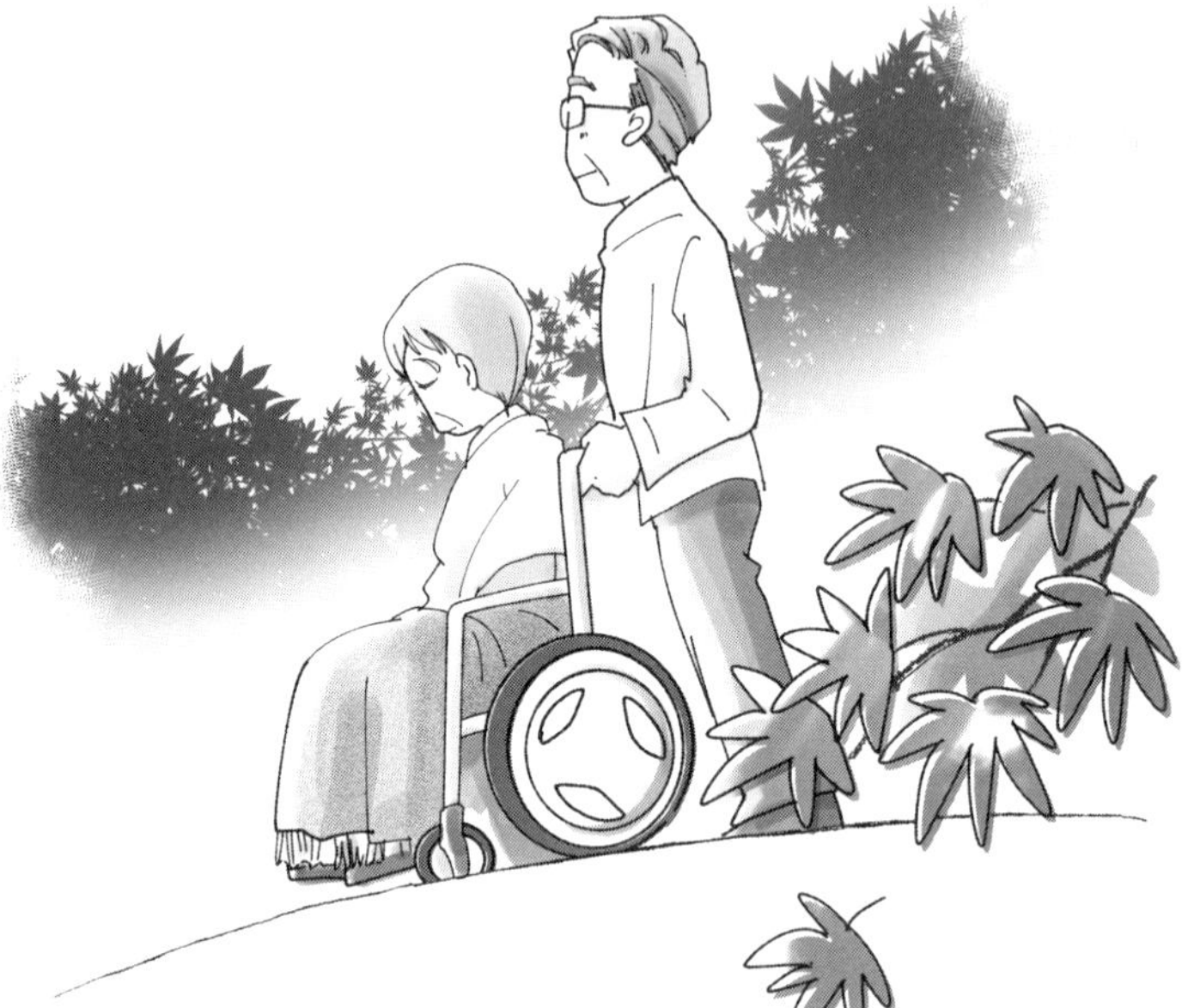

もあります。季節ごとの空気を感じると気分も違ってくるようで、外から変えてくると妻の顔つきがシャキッとします。先日も公園に紅葉を観に行ったら、3時間ずっと目をパッチリ開けて、普段なら1時間ごとに必要な痰の吸引も一度も必要ありませんでした。

気管支切開をしているので食事はできませんが、飲み込み自体はできるので、季節のフルーツの汁などを少量ですが味わわせたりもしています。

これも富家病院でリハビリを積極的にやってくれるおかげです。リハビリスタッフの方々が本当に妻のことをよく見ていてくれて、「今日はこんなことがありました」「こんな反応がありました」など、ほんの小さな変化や兆候でも見逃さずに報告してくれます。そういうのを聞くたびに、ちょっとずつでも光が見えるようで、「ああ、よかった」と心が軽くなります。

一方、私自身は震災や妻の発症のショックが重なり、うつ病になってしまいました。子どもたちも独立し、故郷に戻る目途も立って、「これからはゆっくり、自分たちのために生きよう」と思った矢先のことだったので、一気に力が抜けるようでした。
車を運転していても涙がボロボロこぼれて、何を見てもどこへ行って何をしてもんでした。「妻を殺して自分も死ねないかな」と思ったことも一度や二度ではありません。

妻を思い出してつらく、夜も眠れません。生きていることが苦しくて仕方ありませ

心配した3人の息子が入れ代わり立ち代わり来てくれ、そばにいてくれたおかげで、何とか最悪の選択はしなくて済みましたが、あのまま一人でいたらどうなっていただろうと思います。

妻自身に生きる力が残っていたことが嬉しい反面、寝たきりの妻を見ていると、「本当にこんな状態のまま生き続けたかったのだろうか」「人工心肺を外さないと決めた、あのときの選択を妻は喜んでいるのだろうか」と思うときがあります。結果的には妻との約束を破ってしまったことになるわけで、その点において自分を責める気持ちが今もあります。

ですが、生活自体は今は落ち着いていています。おかげさまで、引っ越してきたアパ

ートの隣人が素晴らしく良い方で、私のことをいつも気にかけてくださり、話し相手にもなってくれます。40代の女性とその姪っ子さんの10代の女性の二人暮らしなのですが、「炊き込みごはんを作ったから、おすそ分けどうですか」などと持ってきてくれたり、お茶に誘ってくれたりして、今どき珍しいほど親切です。

見ず知らずの土地での生活に、最初は「寂しいだろうな」「気が塞ぐな」と覚悟していたのですが、まったくそんなことはありませんでした。むしろ、お二人の笑顔を見たり、優しさに触れたりしていると、元気を分けてもらえます。

富家病院と住まいが近いので、今は毎日妻の顔を見に来ています。朝、病院に向かってくるときに、天気が良いとちょうど正面に富士山が見えるのですが、日によって同じ角度から見ても大きく見える日や色が違って見える日があって不思議です。きれいな富士山が見えた日は、なんだか良いことが起こりそうな気がします。

病院では、リハビリに立ち会ったり、身の回りの世話をしたり、話しかけたり。妻の顔を見ていると苦しい気持ちにもなるのですが、病院でスタッフの方々や他の患者さん家族と話したりしている間は、気が紛れます。

こちらの病院はとても雰囲気が明るく、家族的に接してくれます。それは最初に見学に来たときの第一印象のままでした。また、他の患者家族も皆さんは、それぞれ重い病気と向き合っておられるのにしっかり前を向いておられて、凄いなと感心します。私もそんなふうになっていきたいですね。

たくさんの不幸に見舞われましたが、そんな中でも何とかやって来られているのは、周囲の人には恵まれているからだと思います。

最近は、自分で楽しめるものを見つけようという気持ちも起きてきて、以前から好きだった音楽鑑賞を再開しました。先日も知人が都内でステージをやるというので、久しぶりにライブ会場に足を運びました。ただ、妻と一緒に聞いた音楽などが流れてくると、以前ほどではないですが涙がこぼれますね。音楽や匂いは記憶と密接に結びついているというのは、本当だなと実感します。

妻も音楽が好きでした。私たち夫婦の出会いは音楽を通してです。ジャズの演奏を二人で聴きに行ったり、レコードを集めたりしましたね。

食べることも昔から好きでした。料理も得意で、東北では郷土料理を出す店をやっていました。二人でレストランなどの食べ歩きもよくして、記念日にはちょっと特別なフレンチを食べたりもしました。

病気になる少し前には、妻の提案で旅行にも何度か出かけました。佐渡や青森、奄美などを旅した写真がパソコンにいっぱい残っています。

妻がこんなふうになってしまう前に、二人で思い出作りをできたことは、一つ救いになっています。今から思うと、虫の知らせというか、妻は自分がこうなってしまうことを無意識のうちに感じ取っていて、だから私を旅行に誘ったのではないかと考えたりします。妻の提案がなかったら、おそらく私から旅行に誘うことはなかったと思うので、彼女が急に旅行に行きたいと言い出したタイミングなど何か運命的なものを感じます。

あと、妻は紙粘土で人形をつくり、それを使ってお芝居をするグループを自分で企画して立ち上げていました。その発表会を本人は楽しみにしていたのですが、間近に迫った時期に倒れてしまったので心残りだと思います。先日、発表会が開催されるとのお知らせが来たので、私が行ってきました。そのときの舞台を記録したDVDがあるので、それを今、妻に見せています。耳は聞こえているし、目も見えているので、表情では分かりませんが心の中ではきっと喜んでくれているでしょう。

母親の病気をきっかけに介護の資格を取得した、梶村千晶さん

　母がくも膜下出血で倒れたのは4年前の秋のことです。急に頭が痛くなり、近所の友達を呼んだようです。それでも、母自身、そのときはここまで大事になるとは思っていなかったのでしょう、「頭が痛い」と言いながら頭痛の塗り薬をぬって、かりんとうをかじっていたと後からその友達に聞きました。でも、痛みは酷くなるし、食べていたかりんとうも吐いてしまったので、「これはおかしい」となり、友達に促されるかたちで自ら119番をしました。救急車を待つ5分の間に、意識が失くなりました。

　運び込まれた急性期病院では、「意識が回復する見込みはないと思ってください」といきなりはっきりと言われました。医師としては変に期待を持たせてはいけないという配慮もあったのかもしれませんが、かなり厳しいことをストレートに言われたので、とても辛く、絶望的で、目も前におかれた現実を受け入れることができな

かったことを覚えています。

ただ、担当医はとても親しみやすい先生で、母の病状を専門用語を使わないで例えなどを使いながら、分かりやすく説明してくれるような方でした。それなので、私も母が置かれている現状や予後について、正しく理解ができたと思います。

最初の3ヶ月をその病院で過ごした後は、T病院という回復期病院に移りました。その段階で母はやはり意識がなかったのですが、何らかの刺激で意識を取り戻す希望を私は捨てきれませんでした。それで、リハビリをしてくれる転院先を探したのです。急性期病院の相談員さんも、私の意向を汲んで熱心に病院探しに付き合ってくれました。

母のように意識がなく、リハビリをしてもまず回復が見込めないだろうケースについては、受け入れを断ってくる回復期病院がほとんどだと聞きます。そんな中で、相談員さんがT病院に問い合わせてくれたのですが、意外なことに快くOKの返事でした。相談員さんも、いい意味で予想を裏切られてビックリしていました。

T病院では3ヶ月の期限いっぱいを使って、かなり集中的にリハビリをやっていただきました。その甲斐があって、母は車椅子にも乗れるようになったのですが、やはり期限を超えては居られません。次は、療養型病院もしくは施設に移るか、それとも在宅かになります。

当初は在宅にしようと考えました。療養型病院に移っても寝たきりの状態がほとんどで、リハビリもほとんどしてもらえない、積極的な治療もしてもらえないことが多いと聞いていたので、それなら在宅で私が手足を動かしたり、時どき車椅子に乗せて起き上がる機会を作ろうと思いました。

ただ、母はもともと心臓に持病があるため、病状が安定するまで少なくとも1年くらいは病院で様子を見たほうが良いと主治医から言われ、在宅を諦めて、転院先を探すことにしました。

病院と24時間看護師在中の施設などを合わせて10数件は回ったと記憶しています。大半の病院は「積極的な治療はしない」「急変があっても、本人の寿命と理解してほしい」「リハビリはやらない。体位を変えるくらいでほぼ寝かせたままになる」と、判で押したように同じことを言われました。また、現状の母を受け入れていただける施設はほとんどありませんでした。

実際に病棟を見学させてもらっても、日当たりが悪いのか照明を落としているのか分かりませんが暗い印象で、空気も沈んで冷たく、活気というものがありませんでした。スタッフも最小限で回している感じでした。

ある病院では、複数部屋の病室を覗くと、全員が「右向け右」のようにベッド上で同じ方向を向いているのが異様でした。おそらく決まった時間ごとに一斉に体位を変えるので、全員が同じ方向を向くことになるのでしょう。「まるで〝物扱い〟だな」との印象を強く受けました。母もこんな扱いを受けるのかと思うと、悲しさで涙があふれてきました。

10数件も回った中で印象が違っていたのが、富家病院ともう1ヶ所の病院です。明るくて人の出入りが多く、全体に温かい印象でした。特に富家病院は窓が大きく、開放感がありました。また、24時間面会OKというのも、家族としてはとてもありがたかったです。

おかげさまで今、母の病状は安定しています。富家病院では少し体調に異常があると、すぐに検査もしてもらえるので安心です。

リハビリもしてもらっています。ストレッチやマッサージなどがメインですが、車椅子に乗せて病院のまわりを散歩したりベランダに出たりなどして、天気の良い日にはよく日光浴もします。

病院によっては寝かせたままで放っておかれることも多いのに、ここでは「母を車椅子に移動させたい」とお願いするとスタッフの方がお手伝いをしてくれます。しかも単に移乗させるばかりでなく、私に移乗のさせ方のコツを教えてくれて、手ほどきまでしてくれるのです。今では母の移乗は私一人でもできるようになり、好きなときに散歩したりできるので、とても嬉しいです。

以前は新館に入院していたのですが、病状が安定してきたこともあり、入院後半年ほどして今の本館に移ってきました。病棟ごとにそれぞれの雰囲気が違います。各病棟の役割などによるのかもしれません。

新館は比較的医療的ケアの必要な患者さんが多いようで、スタッフの方も忙しく動き回っている印象でした。今の病棟は安定している患者さんや長く入院されている患者さんが多いのか、穏やかな感じがして、スタッフの方々にも声がかけやすいです。

スタッフの方にお願いして叶えてもらった要望に、母のリハビリノートがありま

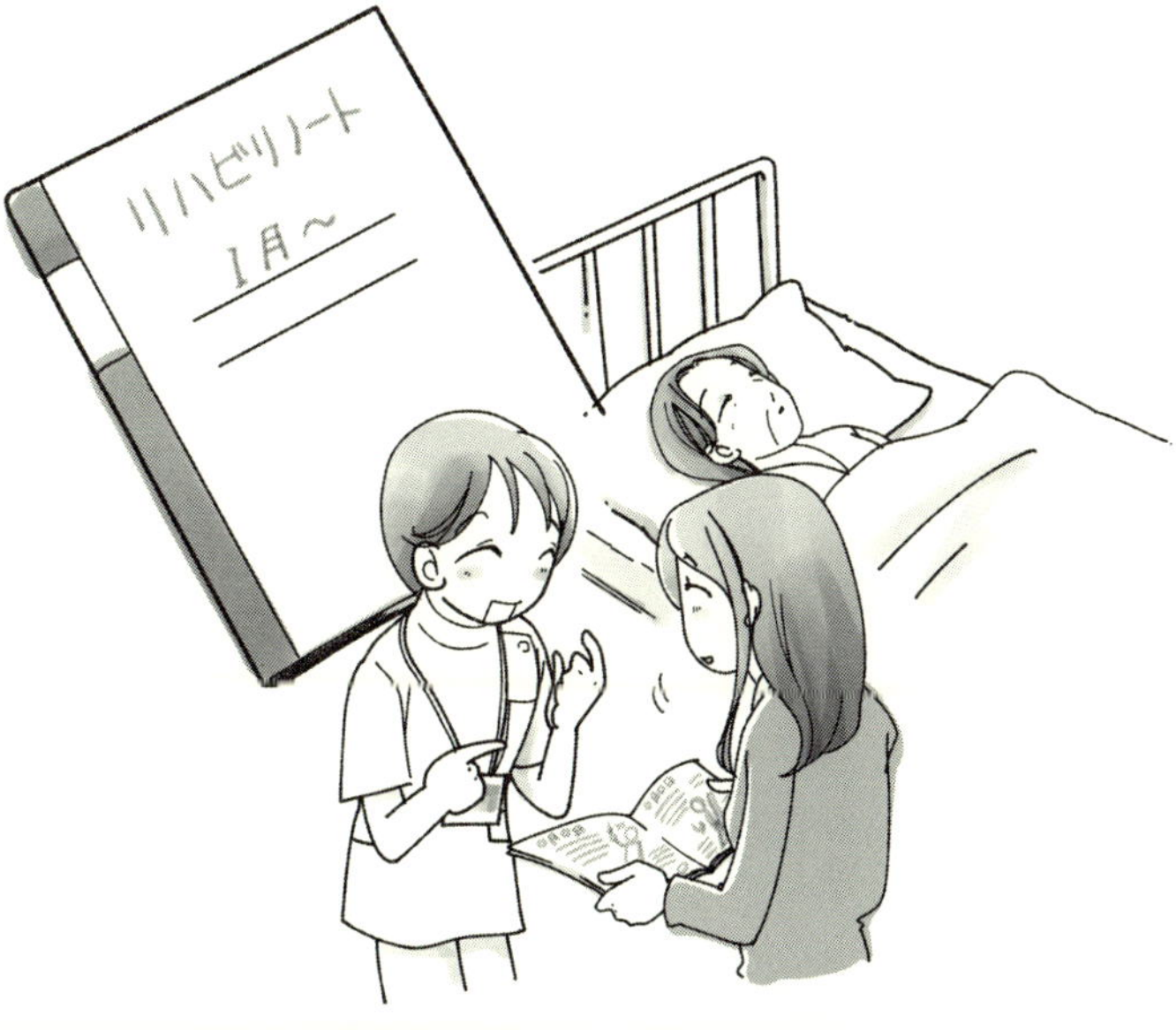
リハビリノート
1月～

す。前のT病院では、その日にやったリハビリのメニューやコメントをノートに記録してくれていました。それがとても有り難かったので、ここでもお願いして特別にノートを書いてもらっています。個別に対応するのは面倒くさいことなのに、皆さん手抜きせずに細かく書いて下さり、お願いして以降、担当が代わっても変わらず続けていただいています。「昨日はどんなことをしたのかな」「何か変化はあったかな」と記録を見るのを楽しみにしています。

いろいろなお願いや要望も言いやすいですが、「ダメなものはダメ」とはっきり言ってもらえることも助かっています。患者や家族を甘やかすのではなく、節度を保って家族的な関係を作るというのは、とても理想ですし、それを実践されているのは素晴らしいことだと思います。

私は平日だと週に2〜3回、午後1時から夕方4〜5時くらいまでしか病院には居られませんので、自分がいない間のことはやはり気になります。母の様子がいつもと違うなと感じるときなどは、特にそうです。そんなときは、スタッフの誰かに「こういう点が気になるのだけれど」とか「ちょっと心配で」などと声を掛けて帰るようにしています。すると、気をつけて見ていてくれて、次に来たときに必ず報告をしてくれます。「やっぱりこの病院に入院できて良かった」と実感する瞬間です。

母自身もここに居られて安心してくれていると良いですね。実は、母は倒れる直前まで介護療養型病院の介護職員をしていました。母は北国の出身で、雪の多い時期は仕事が少ないので、家政婦のようなかたちで東京に出稼ぎに来ていました。その後、介護保険制度が変わり、病院で介護士として働き始めました。

介護の現状を熟知しているので、自分の現状についても色々と思ところはあるでしょう。それこそ患者を物扱いする現実や、流れ作業で適当に扱う場面を、母はたくさん見て来ました。「患者が亡くなっても家族が引き取りに来ないこともあった」とか「家族が患者を押し付け合ってケンカしていた」などのシビアな話を、元気な頃は私に聞かせてくれたことがあります。

母はそういう話をする度、決まって「私はあんな物扱いを受けたり、邪魔になるくらいなら生きていたくない。死んだほうがました」と口癖のように言っていました。

最初に倒れてから手術をして一命を取り留めた後も、母は何度か急変を経験しています。いよいよ危ないというときも一、二度ありました。それでも何とかこうして生きているのは、母自身が「生きていたい！」と強く願っているからだと思います。倒れたときも「死ぬのは嫌だ」と思ったから、近所の友人を呼び、救急車を呼んだに違いないのです。そうであるならば、物扱いではなく人間として扱ってくれる病院でないといけないと思いました。

本人は何も答えてはくれませんが、今、富家病院で受けているケアはきっと満足してくれているのではないかなと思います。

私は今、週に2〜3回の頻度で病院に通っています。母が倒れて1年くらいは毎日通っていたのですが、姉が「あまり根をつめないほうがいい」というので、2年目を境に2日に1回のペースに減らしました。姉からしてみれば、母に万一のことがあったとき、私が燃え尽きて抜け殻のようになってしまうのではないかと危惧したのだと思います。今は仕事や子育てと両立しながらなので、このペースがちょうど良かったです。

通い続けられる理由は、母が生きてくれているだけで有難いというのと、いつか回復してくれるのではないかという願いを抱き続けているからです。

今、母はまったく意識も反応もない、いわばゼロの状態です。でも、痛ければ「痛い」、苦しければ「苦しい」という反応をします。気分が良い日は穏やかな表情を見せてくれます。目も開けるし、疲れたときには肩で大きくため息をつきます。耳は聞こえているし、言っていることも分かっています。ただ、自分の気持ちや意思を伝えることが今の母にはできないのです。私はそう思います。

母の脳は右側はダメージを受けていますが、反対側はきれいだと医師から言われています。ですから意識さえ戻れば、左半身はダメでも、右半身はある程度自由に動くかもしれないのです。「ただ、目を覚ましてくれさえすれば!」という想いが捨てきれません。

本やインターネットなどで闘病録などを見ていると、時折、奇跡が起きています。富家病院でも新館にいるとき、目の前のベッドにいた患者さんは入院8年目とのことでしたが、ずっと意識がなかったのに倒れて5年目に、急に意思疎通ができるようになったとご家族が話してくれ、勇気づけてくれました。

奇跡がこんな近くで起きているなら、うちの母にも起こるかもしれない。脳のスイッチがふっと繋がって、手を握り返してくれるかもしれない。専門家の方には笑われてしまうかもしれませんが、そんなふうに思ってしまいます。

母が病に倒れたのは秋ですが、元気だったら翌年の春に介護の仕事を辞めて、私と同居を始める予定でした。だからこそ、在宅で看たいという思いがありました。まだ小学生の子どももいますし、現実としてそれが難しい今、当面は病院にお願いするしかないのですが、条件が許せばゆくゆくは母を自宅に連れて帰りたいと思っています。

そのために、私も介護ヘルパー1級の資格を取りました。よく介護者は足腰を悪くすると聞いているので、知識や技術があれば私自身も体を壊さずに、母の介護を続けられると考えました。今は介護の仕事をしながら、いつ母がわが家に来てくれても良いように腕を磨いています。

母の意識が戻ったときに、本来使えたかもしれない右半身が使えなくなっていたら可哀想なので、せめて体が固まらないようにしてあげたいのです。医者が諦めたとしても、家族は諦めてはいけないと思っています。

おわりに

家族が倒れたとき、自分ならどうするか……

ここからは、筆者である私自身が感じたことや考えたこと、新たに学んだことなどを率直にレポートしたいと思います。

まず一番強く印象に残っているのは、どの患者さん家族も献身的に介護をされていた姿です。毎日病院に足を運んでおられる方、積極的に介護やリハビリに関わろうとする方、家族の闘病を支えながら自身の仕事も両立している方など、皆さんそれぞれに「病気」と向き合い、真摯にひたむきに闘っておられました。その姿はとても美しく眩しく、そして大きく、私の目には映りました。〝嘘のない本物の愛情〟というものを目の当たりにして、胸が熱くなりました。

その一方で、「私が彼らと同じ立場になったら、同じようにできるだろうか」という疑問が湧いてきました。

私にも夫がいます。田舎にはきょうだいや姪、甥たちもいます。家族のことはもちろん愛しています。けれども、その看病のために、自分の生活をどこまで捧げられるかと自分自身に問いかけると、「すべてを投げうってでも！」とは即答できない自分がいます。

私の家族に対する想いが少ないのかと悩みました。薄情者の自分を感じて、嫌になることもありました。

思い余って、ある患者さんのご家族に、「私だったら、あなたのようにできる自信がない」と正直な気持ちをこぼしました。すると、その方がこう言ってくれたのです。「大丈夫。その場になったら、きっとできるわ」と。「私も親が倒れてみて初めて、自分にはここまでできるんだと分かったの。義務感や恩返しというのではなくて、ただ純粋に私が看病したくてしているのよ」と。

その言葉を聞いて、ふと心が軽くなる気がしました。私にとって「家族が倒れる」「寝たきりで介護が必要になる」という事態は想像の域を出ないけれど、もしそうなったときに、後悔のない選択ができる自分になろうと強く思いました。

実際にその場に立ったとき、私が何を選択し、どう振る舞うかは、正直そのときになってみないと分かりません。それを今から考えるのではなく、その前にもっとやるべきことがあると気づきました。今の日本の医療体制や寝たきり患者を取り巻く環境をよく知ることが、まずスタートではないか。スタート地点にきちんと立って、先のことを考えなくてはと思いました。

意識がなくても人としての尊厳は失いたくない！

もう一つ考えさせられたのは、「身体拘束」の問題です。医療や看護の現場では、援助技術のひとつとして、身体拘束が行われています。

たとえば、手術後の麻酔で意識が混濁していたり、認知症などで知的能力が低下していたりする患者では、無意識のうちに点滴の管や胃ろうのチューブを抜いてしまったり、意識が混乱して暴れたり、自分や周りに対して暴力的になったりすることがあります。そのまま放置すると転倒やベッドからの転落、自傷他害などのおそれがあるため、危険回避の手段として行われるのが身体拘束です。バンドなどで体をベッドに固定して、動きを抑制します。

身体拘束は「緊急性があってやむを得ない場合」にのみ選択される医療行為とされています。しかし、人間の尊厳を考えた場合、身体拘束が望ましい行為と言えるでしょうか。

　これは人それぞれ賛否両論あると思いますが、私なら体の自由を制限されて幸せだと感じることはできません。家族がそういう事態になった場合でも、極力、避けたい行為です。たとえ意識がなくても、「人として大切に扱われたい」というのが、私の願いだと再認識しました。

　ただ、現実には全国の病院・介護施設で身体拘束・抑制が行われています。ときには、「緊急性があってやむを得ない場合」に当てはまらないケースでも、拘束や抑制が行われることがあって問題化しています。人手の足りていない病院や施設になると、とりあえず患者をおとなしくさせておくために、安易に身体拘束や抑制が選択されるケースがあるようです。

　富家病院ではどうなのか聞いてみたところ、１９９９年より「身体拘束・抑制ゼロ」を掲げて実践しているとのことでした。２００９年12月に身体拘束ゼロを達成して以来、現在まで維持し続けています。

　富家病院の患者さんが特別手のかからない人たちというわけではありません。点滴のルートを外してしまったり、体を激しく動かしたりすることは日常的にあります。しかし、こうしたことは看護師をはじめスタッフが見守ることで、また、設備を工夫することで、危険回避しています。設備面では、患者がベッドから転落しても大事に至らないように、低いベッドを使用していました。また、体を安定させるためにベッドの両脇にクッションを置くなどの配慮もしてありました。

そのうえで、スタッフが病室を見まわる回数を多くし、全員で目を配る体制を取っています。

「見まわる回数を増やす」と言葉でいうのは簡単ですが、実際には人手の問題が小さくないだろうなと思いました。特に夜勤のローテーションなどでは、現場の努力がなくては決して成り立ちません。

富家病院では他にも、自動喀痰吸引器を導入したり、フルスペックの人工呼吸器や呼吸安全管理のためのマルチモニターを導入したりなど、患者の負担を減らす設備が充実しているのが目立ちました。自発呼吸が弱く、気管切開をして人工呼吸器を着けている患者では定期的に痰を吸引する必要があります。聞くところによると、この痰の吸引が患者にとって非常に苦しいようです。個人差はありますが、だいたい1日に20回近く、吸引の苦痛を味わうことになります。それが毎日、何年も続くのです。

自動喀痰吸引器は24時間一定の低量で持続的に吸引を行うシステムで、患者の呼吸を妨げることなく、カテーテルで痰を吸い上げます。機械音も静かで、睡眠を妨げるなどの心配もありません。

「何かあったら困るから」「拘束しておいたほうが安心だから」というのは一見、患者のことを考えているようで、実のところは医療者側の都合です。そうではなくて、「自分たちの努力で患者の苦痛が取り除けるのであれば、そうするべき」というシンプルな考えで、あえて難しい道を進んでいる点は、素直に凄いなと感心しました。

ナラティブを大事にする富家病院の取り組みを知って

富家病院を語るうえで、ナラティブの話をしないわけには行きません。ナラティブは「物語」という意味です。患者や家族がその経験を語ることを「ナラティブ」といいます。富家病院では2009年より、ナラティブの取り組みを行っています。患者やその家族の物語に寄り添うことで、心のこもったケアにつながります。

富家病院に初めて来た人は本館の入り口から入ることになりますが、この時点でここが「ちょっと変わった病院」であることに気付くはずです。なぜなら、受付がサロンのようになっているからです。テーブルと椅子が配置され、ドリンクのメニューまで置かれています。「あれ？　ここは病院かしら？　ホテルか何かかしら？」と思ってしまうような雰囲気です。

ここは病院に来た人が誰でも自由に過ごしてよい場所です。また、相談員との面談の場としても使われます。いかにも病院らしい無機質な受付で迎えられるより、サロンのような受付で迎えられた方が、患者さんや家族もホッとします。面談でも本音で話せるのではないでしょうか。

さらに、入院病棟へ行こうとして階段を上ると、そこにたくさんの写真やパネルが飾られていて圧倒されます。何の写真かと思って近づくと、入院患者さん一人ひとりの写真だったり、お見舞いに来た家族との集合写真だったり、病院で行われる運動会などのイベントの写真だったりします。中には、患者さんのお孫さんが描いたと思われる似顔絵もあります。

ここが「ナラティブの階段」です。

これらの写真は、日勤のスタッフが撮ったり、患者家族が提供したり、プロのカメラマンに撮ってもらったりしたものです。実は、富家病院には専属のカメラマンがいます。イベントのときや毎月の決まったタイミングで病院に呼び、患者さんたちのさまざまな表情・場面を撮影してもらうのです。

家でリビングに写真を飾ってあるのと同じように、ナラティブの階段にいると、病院らしくない温かな気持ちがしてきます。

また、病室に行くと、それぞれの患者さんの枕元に「ナラティブノート」が置かれています。これは患者さんや家族と、スタッフとの交換日記のようなものです。中を開くと、患者さんに対してのメッセージや、家族への伝言などが書かれています。シールや写真を貼ったり、カラフルなイラストが描かれていたりするページもあります。

お見舞いに来たお孫さんが手紙を書いて行ったり、看護実習に来た学生が患者さんにお礼を伝えたりなど、ナラティブノートにはいろんな人が自由に書き込みをしていきます。入院生活の長い患者さんになると何冊にもなっていることも。ページを振り返っていくと、それ自体がその方のナラティブになっていることに気づきます。

ナラティブ・ムービーもあります。動画編集が好きなスタッフが、日々撮りためた患者さんの写真や家族から提供された写真などを使って、5分ほどのムービーを作るのです。素材をトリミングしてみたり、ＢＧＭと組み合わせたり、メッセージを入れたりと手が込んでいます。

ナラティブ・ムービーは、退院していくときに思い出としてプレゼントされたり、残念ながら本人が亡くなって退院される場合は家族に贈られたりします。ムービーをもらった患者さんやご家族の感激はひとしおです。

患者さんへの思いがあるからこそできることだと思いました。

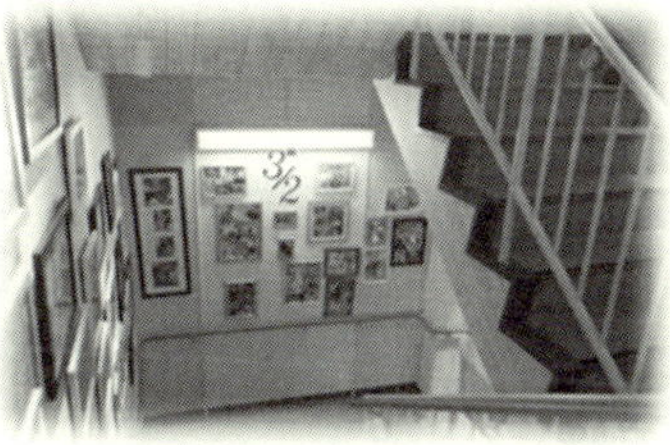

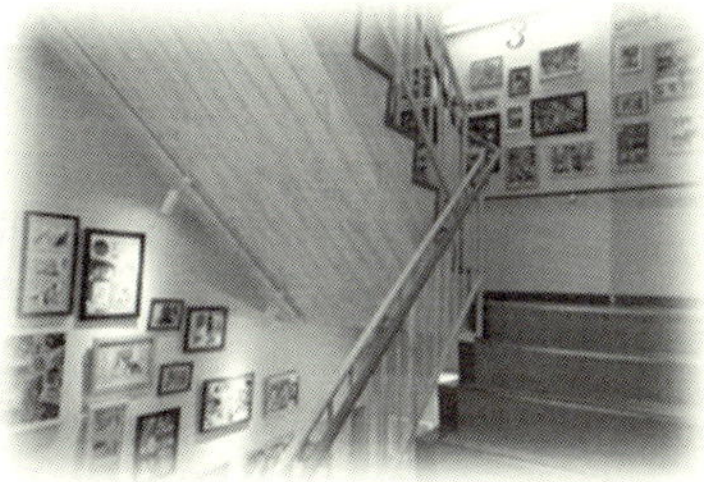

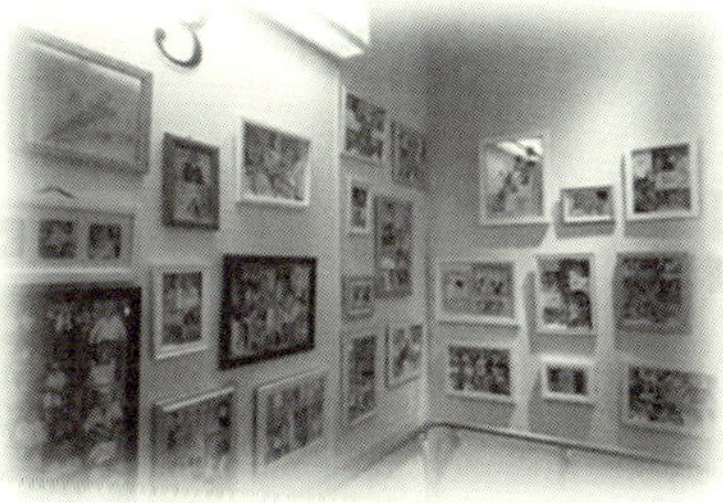

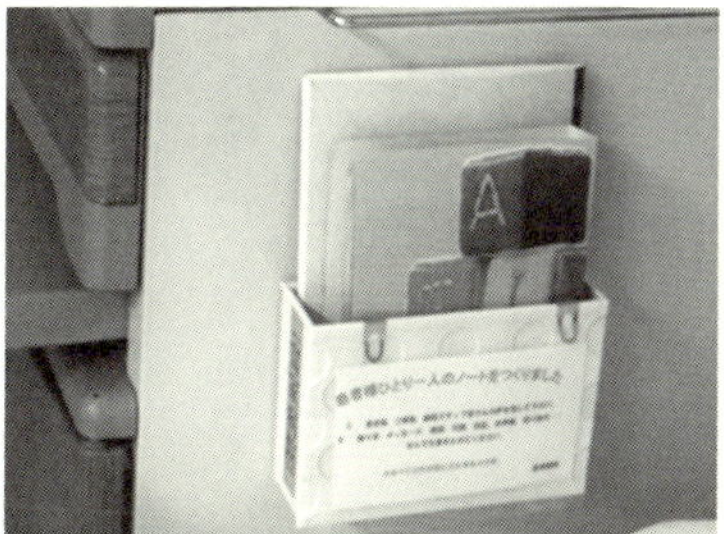

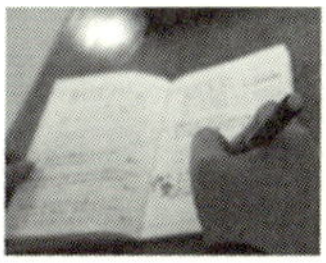

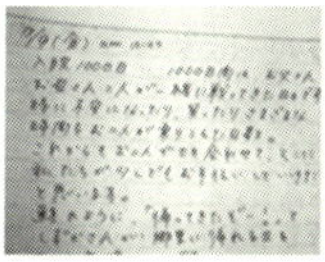

あなたにとって〝されたい医療、されたい看護、されたい介護〟とは？

療養型病院では、おおむね入院生活が長くなりがちです。人によっては退院することなく、人生の終幕まで過ごすことになるケースも多々あります。だからこそ〝住みやすい場所〟であることが大事だと思いました。

たとえば大きな手術をすることになって、「どこの病院でも良い」「医者なら誰でも良い」と言える人はあまりいないと思います。失敗されたくないし、傷口はキレイに縫ってほしいし、痛くないようにケアしてほしいと思うのが普通でしょう。そのために病院や医師の評判を調べたりするはずです。

療養型病院もそれと同じように、自分や家族にとってベストなところを探すべき、というのが私の考えです。居心地が悪かったり、ぞんざいに扱われたり、リハビリをしてもらえなかったり、ブザーで呼んでも長い時間来てもらえなかったり……というのでは困ります。

安心して患者を預けられる病院というのは、家族にとっても重要なことです。なぜなら、家族は看病とは別に、日常の生活が続いていくからです。仕事をして、家事をして、ご飯を食べて、寝て……そうやって自分たちの人生を生きていかなくてはなりません。患者を安心して看ていてもらえるからこそ、普段通りに近い生活ができるのです。そういう意味で、療養型病院は、患者にとっての〝第二の我が家〟であると同時に、家族にとってもそうでなくてはならないと感じます。

転院先に心当たりがない場合は、病院の相談係に相談すると、いくつか療養型病院をピックアップして連絡先などを教えてもらえます。患者さん家族からは、「自宅からの距離などの希望を伝えて、候補をリストにしてもらうと良い」「自分でインターネットなどを使っても調べられる」と教えていただきました。そして、できるだけたくさん見て回って、比較検討するのがよいというお話でした。

遠方で行けない場合は、病院のホームページで情報を集めるのも参考になりそうです。とくに病院の理念やモットー、どんな取り組みをしているか、どんな人たちが働いているか、他の病院や施設とのネットワークがあるか、地域社会とのつながりはどうかなどを、チェックするとよいと学びました。

病院に見学に行く際は、事前に予約をします。そのときの電話対応などでも、病院の患者への対応の仕方が分かるかもしれません。

誰もが安心して命を全うできる日本になることを願って

ここまでつらつらと私の個人的な意見や感想を述べてきました。どこまで皆さんの参考になったか分かりませんが、少しでも人生について、健康について、日本の医療について考えるきっかけになれば幸いです。

最後に一つだけ、言っておきたいことがあります。日本中にもっとナラティブ・ホスピタルが増えてほしいということです。

今の日本には安心して命を全うできる病院が少ない気がします。患者さんのエピソードを聞いていても、自分にとって「富家病院だけが、良い意味で特殊な病院」という意見ばかりでした。それは裏を返せば、患者を物扱いする病院が多いということにもなります。

たまたま富家病院のような病院にたどり着けた人はラッキーですが、そうでない人がたくさんいる現実があります。きっと意識がなく、外からは何も感じていないように見えている患者さんの中にも、人間らしいケアが受けられなくて、心の中で悔しい思いや悲しい思いをしている人がいるはずです。

日本のどこに住んでいても、誰もが安心して長期療養ができる社会になってほしいと願わずにはいられません。そのために何ができるか、何を変えていかなくてはならないかを、私も考えて行こうと思います。

今回、取材を快く受け入れて下さった富家病院と、ご協力いただいた患者様ご家族の皆様に感謝を申し上げます。

医療の現実を知りたいと思うあまり、患者様やご家族の皆様には不躾な質問や答えにくい質問を投げかけてしまうことも多くありました。それにも関わらず、どなたも嫌な顔をせず、「誰かのためになるのなら」「同じような立場の人の参考になるのなら」と真摯に答えてくださいました。率直な意見や真実のエピソードを聞かせてもらえたことで、本当に多くのことを学ばせていただきました。ありがとうございます。

また、医療の現場で働くスタッフの皆様の姿を見せていただいたことも、大きな学びになりました。仕事に愛情とプライドを持っておられること、人間同士として患者さん一人ひとりと向き合っておられること、病院をさらに良くするために様々な工夫や努力をされていることを強く感じました。

富家病院は重症患者を受け入れる、患者の人生に寄り添えるという点で、特化した病院です。「気管切開なんかしたら、もう人生終わり」といったようなことを他の病院で言われながらも、富家病院では「人工呼吸器が外せる時が来たら外しましょう」が当たり前です。「胃ろうは悪だ」という風潮も、ここでは訓練して口から食べることができるようになれば、「胃ろうは外しましょう」というスタンスです。そうして実際にリハビリを通じて、自発呼吸を取り戻したり、胃ろうが外れたりする例が複数あることを知りました。患者の苦痛を取り除くことや人間としての尊厳を大切にする富家病院のような病院が日本中にあったら、この国はもっと優しい国になるのではないかと思います。

誰にとっても命は一つ。だからこそ大事にしなくてはなりません。自分の命も、他人の命もです。そのことに改めて気付かせていただき、ありがとうございました。

森田　理恵子

森田　理恵子

1972年、奈良県出身。大学卒業後、教職を経て、2002年よりフリーランスライターに転身。教育関連からビジネス、ヘルスケア、美容、エンタメ、ドキュメンタリーまで幅広く執筆を行う。

ナラティブ・ホスピタルへの手紙

2019年4月3日　第1版発行
2019年7月26日　第2版発行

定価はカバーに表示してあります。

著　者　森田　理恵子
イラスト　おちゃずけ
発行者　羽田　直仁
発行所　みずほ出版新社株式会社
〒365-0068　埼玉県鴻巣市愛の町412
電話　048(577)3750
FAX　048(577)3752

発　売　株式会社日興企画
中央区八丁堀4－11－10　第2SSビル6F
電話　03(6262)8125
FAX　03(6262)8126

印刷
製本　藤原印刷株式会社

Printed in Japan

ISBN978-4-88877-929-6 C0095 ¥1100E